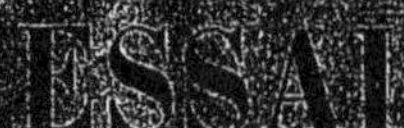

# ESSAI

## HISTORIQUE ET CRITIQUE

SUR LA CONNAISSANCE

# DE LA PHTHISIE PULMONAIRE

## CHEZ LES ANCIENS ET CHEZ LES MODERNES;

PAR ÉMILE GARIMOND,

DOCTEUR EN MÉDECINE,

Chirurgien Chef interne à l'Hôpital S^t-Éloi,

Ex-Chirurgien Chef interne à l'Hôpital-Général et à la Clinique d'Accouchements, ex-Chirurgien interne à l'Asile public des Aliénés, ex-Aide anatomiste près la Faculté de Médecine de Montpellier.


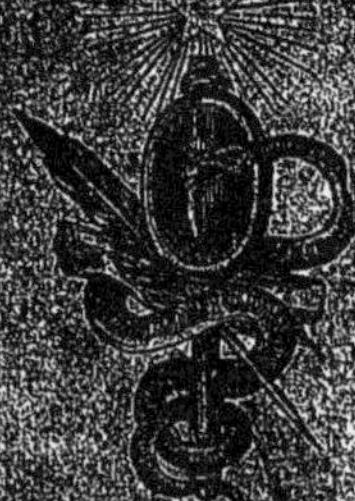


MONTPELLIER,

Typographie de Pierre Grollier, rue Blanquerie, 1.

1851

# ESSAI
## HISTORIQUE ET CRITIQUE

SUR LA CONNAISSANCE

# DE LA PHTHISIE PULMONAIRE

## CHEZ LES ANCIENS ET CHEZ LES MODERNES;

PAR ÉMILE GARIMOND,

*DOCTEUR EN MÉDECINE*,

CHIRURGIEN CHEF INTERNE A L'HÔPITAL St-ÉLOI,

Ex-Chirurgien Chef interne à l'Hôpital-Général et à la Clinique d'Accouchements, ex-Chirurgien interne à l'Asile public des Aliénés, ex-Aide anatomiste près la Faculté de Médecine de Montpellier,



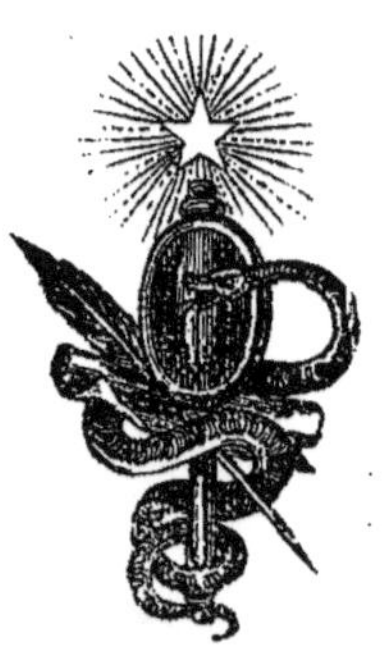

MONTPELLIER,

TYPOGRAPHIE DE PIERRE GROLLIER, RUE BLANQUERIE, 1.

1851.

# A MES PARENTS.

ÉMILE GARIMOND.

# ESSAI

## HISTORIQUE ET CRITIQUE

SUR LA CONNAISSANCE

## DE LA PHTHISIE PULMONAIRE

CHEZ LES ANCIENS ET CHEZ LES MODERNES.

## INTRODUCTION.

Une opinion trop généralement répandue rattache exclusivement à d'importantes découvertes, presque contemporaines, l'étude analytique des maladies des voies respiratoires. Passant d'une juste admiration à un injuste préjugé, on en est venu à délaisser les œuvres les plus estimables de nos devanciers et l'on a poussé à tel point l'oubli de leurs travaux que nous avons vu plusieurs fois des auteurs modernes s'attribuer telle idée théorique ou pratique, telle invention deux ou trois fois renouvelée dont la véritable origine était pourtant de vieille date. C'est à peine si l'on trouve dans Laënnec quelques phrases de Morton, qu'une main étrangère offre en passant à la curiosité du lecteur, sans lui montrer combien sont grandes les richesses enfouies dans les mines fécondes, dont on lui présente un échantillon si modeste.

Quelle est la raison de cet oubli si peu mérité, ce nous semble? Si la science de l'auscultation a rendu des services incontestés, elle a été aussi la cause innocente peut-être, mais certainement déterminante de ce déni de justice. Le commencement du dix-neuvième siècle a vu s'accroître de jour en jour l'influence des écoles physiologique et anatomo-pathologique. Laënnec, apportant à leur secours une découverte précieuse, sans doute, mais tout à fait en harmonie avec les goûts et les tendances de l'époque, est venu augmenter l'importance du diagnostic de l'élément local, de la lésion anatomique, importance exagérée outre mesure par les esprits même les plus judicieux. Les Anciens, au contraire (et par ce mot nous entendons cette lignée de grands hommes rarement interrompue depuis Hippocrate jusque vers le milieu du XVIIIe siècle), les Anciens, privés des ressources de l'auscultation, ont cherché à éclairer leur diagnostic, en étudiant les phénomènes de l'état général. Les désordres des fonctions n'ont pas échappé à leur esprit observateur, mais la lésion anatomique a été mise de côté ou, du moins, un peu négligée. Pouvait-il en être autrement puisque la science dont elle est l'objet était à peine créée? Qu'avaient donc à demander à nos illustres devanciers des médecins qui trouvaient sous leurs mains ou dans les ressources de leur intelligence tout ce qu'ils pouvaient désirer? Les inventions modernes leur fournissent bien plus de lumières, et tout le reste n'est pour eux qu'un pêle-mêle d'erreurs et d'incertitudes.

Ces jugements sévères et dédaigneux deviennent, il est vrai, plus rares depuis quelques années, plutôt sur la foi de quelques esprits d'élite et par une sorte de réaction contre l'anatomie pathologique, que par de véritables études ; car on ne lit guère les auteurs anciens ; la fatigue qu'on éprouve à faire des recherches dans une langue qui nous est devenue peu familière, la nécessité de parcourir un grand nombre d'ouvrages pour arriver à un résultat complet, font préférer la lecture de travaux contemporains, où l'on trouve, dans une langue vulgaire, résumé dans un petit nombre de pages faciles à se procurer, classé méthodiquement et souvent traité d'une manière satisfaisante, tout ce qui est nécessaire pour éclairer la science du médecin.

Aurions-nous la prétention de nous placer entre les Anciens et les Modernes et d'assigner, en arbitre suprême, ce qui revient à chacun d'eux ? Tel n'est pas notre but. Pour remplir une tâche aussi difficile, il faudrait des études plus sérieuses et plus complètes et surtout une main plus ferme et plus accoutumée à décerner à chacun le blâme et l'éloge ; mais ce qui est bien permis, c'est de faire quelques recherches historiques au moyen desquelles nous donnerons une description de la phthisie pulmonaire telle qu'on aurait pu la produire avant la découverte de la percussion et de l'auscultation, en citant autant que possible l'auteur qui nous fournira le texte de la description et en ajoutant quelquefois un rapide commentaire. Nous plaçant ensuite à un autre point de vue, c'est-à-dire à l'époque même ou nous vivons, nous compléterons ce premier travail en indiquant ce que es études modernes ont ajouté aux connaissances des Anciens. Enfin, le lecteur pourra, dans une dernière partie, tirer avec nous quelques conclusions sur les points les plus importants, traités par les Anciens et négligés par les Modernes et réciproquement sur ceux que les seconds ont traités et sur ceux qui ont échappé aux premiers.

Ce plan d'étude n'a pour objet que la phthisie pulmonaire tuberculeuse. Il n'est pas indispensable de traiter la question préalable, à savoir s'il n'y a qu'une seule espèce de phthisie pulmonaire. Cependant pour déterminer nettement notre point de départ, disons qu'il n'en existe pour nous qu'une seule, celle qui produit le tubercule comme lésion anatomique. Non qu'on puisse se refuser à admettre diverses causes de phthisie, mais parce que toutes, en dernière analyse, engendrent la lésion, que pour ce motif nous regardons comme caractéristique. On trouvera d'ailleurs exposées plus tard, les raisons de cette manière de voir.

Mais comment débrouiller dans les écrits de l'antiquité ce qui appartient à la phthisie tuberculeuse? C'est là une difficulté véritable ; et, ne va-t-on pas nous reprocher de lui attribuer ce qui n'est pas de son domaine? Sans chercher, pour le moment, à justifier notre travail par des preuves directes ; disons, seulement, que tout ce qui sera cité se rapportera mieux à la phthisie pulmonaire qu'à toute autre ; et même, le plus souvent, il ne serait pas possible, sans forcer les analogies, de lui donner un autre objet.

On le voit, tout en nous plaçant à une autre époque, nous prenons pour point d'appui, pour levier principal des études récentes d'anatomie pathologique. C'est dire assez l'importance que nous leur accordons et prouver que notre sujet ne nous préoccupe pas d'une manière assez exclusive pour nous rendre injuste envers les Modernes. C'est, au reste, le seul emprunt de quelque importance que nous ferons à notre siècle, dans la première partie de ce travail; encore verrons-nous qu'il appartient un peu à l'époque qui n'est point regardée comme celle du triomphe de l'anatomie pathologique. Entrons immédiatement en matière.

# PREMIÈRE PARTIE.

## CHAPITRE Ier.

Le mot phthisie (φθινω), pris dans son acception grammaticale, veut dire corruption, consomption, dépérissement ou déclin ; expression toute métaphorique, appliquée à des choses d'une toute autre nature que la maladie dont nous nous occupons, μηνος τεταρτη φθινοντος, quatrième jour avant la fin du mois, φθισις γινεται τη σεληνη, lune qui décroit. Cette définition étymologique, préside, d'une manière générale, à l'idée que les anciens se sont formés de la phthisie. Pour eux, c'est une consomption. Mais une consomption peut tenir à diverses causes ou attaquer divers organes ; de là, plusieurs espèces de phthisie, et, entre autres, la phthisie pulmonaire dont il s'agit. Elle est, non définie, mais clairement décrite dans Hippocrate (1), sans toutefois qu'on y retrouve explicitement le caractère essentiel, la lésion anatomique. Plus tard, Galien établit une distinction importante. Il nomme φθισιν la diminution ou fonte du corps, et φθοην la même consomption causée par une ulcération. Il définit celle-ci (2), l'ulcération du poumon, du thorax ou de la gorge, accompagnée d'une petite toux qui fait dépérir tout le corps. Voilà donc la phthisie liée déjà à une lésion organique.

Pour qu'il ne puisse y avoir de confusion à cet égard, Arétée va beaucoup plus loin. La phthisie est l'abcès (3) du poumon survenu après une toux continue ou un vomissement de sang (*ex rejectione sanguinis*) : mais si une ulcération se forme sur une côte ou sur le thorax et érode par une collection de pus le poumon voisin ce n'est plus, d'après lui, la phthisie, il lui réserve un autre nom. Aëtius (4) adopte à peu près le sentiment d'Arétée.

Dans toutes ces définitions, la phthisie tuberculeuse n'est pas nommée et cependant on ne peut nier qu'elle ne soit désignée, elle est en germe dans chacune d'elles. L'ulcération du poumon accompagnée d'une petite toux,

---

(1) Hippoc., T. II., *De morbis, lib. II., cap.* 18. } éd. de l'Encycl.
Id. *De morbis int*, c. 12 et 13. }

(2) *Défini. médicat.*, N° CCLX. - CCLXI., Chartier, T. II., p. 262.

(3) *De causis et sign. morb. diut.*, lib. I, cap. VIII, p, 36.

(4) Lib. VIII, cap. LXVII.

d'une fièvre lente de tout le corps (Galien), l'ulcération consécutive à un crachement de sang (Aëtius), ne paraissent pas être autre chose que des lésions consécutives à des formations tuberculeuses. La définition d'Arétée va plus loin, elle nous donne l'idée de la caverne. La phthisie est pour lui l'*abcès du poumon* survenu dans des circonstances telles qu'on ne peut méconnaître la caverne ; il insiste même sur ce caractère de manière à enlever toute possibilité de confusion, et il distingue, par un nom différent, les collections de pus extérieures au poumon.

En poursuivant nos recherches jusqu'au XVI^e^ et XVII^e^ siècles, nous voyons que c'est, toujours fondées sur deux idées principales, que roulent toutes les définitions, consomption générale et lésion locale siégeant dans le poumon. Senner, Sylvius, Fernel, Sthal, Boërrhaave, etc., ont tous admis quelques-unes des définitions précédentes ; mais s'ils ont pour la plupart prouvé dans leurs descriptions qu'ils reconnaissaient une cause générale présidant à la formation de l'ulcération, ils n'en ont du moins fait aucune mention expresse. Nous citerons cependant Willis et Morton, dont les définitions méritent une attention spéciale. Pour le premier (1), l'ulcération n'entre pas comme élément indispensable dans la définition, et, si celle qu'il adopte n'est pas plus complète que les autres,

(1) *Elenchus rerum secundæ partis pharmaceutices rationalis sive diatribæ de medicamentorum operationibus in humano corpore*. T. II. *Pars secunda*. Pag. 46. 1680.

les raisons qu'il invoque pour la justifier, prouvent au moins jusqu'où il avait poussé ses connaissances. Car il assure avoir ouvert plusieurs fois des cadavres de phthisiques dont les poumons étaient remplis de tubercules, de pierres et d'une matière sableuse, sans aucune trace d'ulcération. D'où il conclut que ce dernier caractère doit être éliminé de la définition. Quant à Morton (1), il admet un élément de plus, la malignité, la diathèse, *Phthisis pulmonaris à malâ affectione originem ducens.*

D'où vient donc que partout on retrouve mentionné le phénomène ultime, l'ulcération? D'où vient que la présence du tubercule, au contraire, n'est jamais constatée, ou qu'elle l'est d'une manière si timide qu'il faut tout le commentaire de son auteur pour qu'on s'en aperçoive? La phthisie a été reconnue et étudiée avant que la science de l'anatomie pathologique eût pris naissance; les lésions organiques ne pouvaient donc être précisées avec détails. Le malade présentait, outre des symptômes généraux, des désordres fonctionnels prouvant que le poumon était atteint, et des signes, tels que le crachement de pus ou de sang, indiquant que cette lésion consistait en une plaie rebelle, ou ulcère. Dès-lors l'ulcération du poumon a été notée. Plus tard l'anatomie pathologique est venue démontrer la présence des tubercules, et, si cet élément n'est pas entré dans la définition, c'est qu'il aurait fallu

---

(1) *Richardi Morton opera medica.* T. I., p. 25. 1737.

pour cela reconnaître que l'ulcération, caractère essentiel de la phthisie, était elle-même la conséquence du tubercule. Il n'en a point été ainsi, et on a dû mettre dans la définition le fait regardé comme le plus général, à l'exclusion de celui qu'on a cru être particulier. Cette manière de voir a entraîné dans une grande erreur. Toutes les fois qu'à un état chronique des voies respiratoires, sont venues se joindre de la consomption et de la purulence, on a déclaré le malade phthisique. On a donc confondu sous ce nom la phthisie tuberculeuse, la pleurésie et la pneumonie chroniques, etc. Cependant l'étude de la phthisie n'en a pas souffert autant qu'on pourrait le croire; car, cette maladie étant de beaucoup la plus commune, c'est elle qu'on a eu le plus souvent a étudier, et ses causes, ses symptômes, son traitement, ont été analysés avec grand soin. Si quelquefois on rencontre des faits qui paraissent ne pas lui appartenir, et applicables aux autres maladies signalées plus haut, il est toujours facile d'élaguer ce qui lui est étranger, et de conserver ce qui est de son ressort. A part ce peu de confusion, tous les auteurs qui ont fait entrer dans leur définition la lésion des poumons, l'ulcération, n'ont pu raisonnablement admettre qu'une seule espèce de phthisie; et, pour ne citer que le plus célèbre d'entre eux en ces matières, Morton décrit d'abord la phthisie idiopathique, qui est toujours la même, pnis il énumère une foule de phthisies qu'il nomme *symptomatiques,* et par là il entend celles qui dépendent de maladies précédentes; par conséquent, pour lui, cette affection, tout en conservant son caractère d'unité, se développe sous l'influence de causes diverses.

Cette phthisie, variable dans son origine, une dans ses effets, quelle est-elle? Par ses descriptions, Morton nous apprend qu'il s'agit de la tuberculeuse, et les définitions citées plus haut sembleut annoncer que déjà depuis long temps le tubercule avait été reconnu implicitement comme élément essentiel. A quelle autre cause, en effet, rapporter l'ulcération du poumon, excepté dans quelques cas extrêmement rares, à moins d'admettre dans le même cadre, ou sous le même nom générique, le catarrhe pulmonaire, la pleurésie et la pleuropneumonie chronique? Mais le catarrhe pulmonaire ne désorganise pas le poumon, il n'affecte que la membrane muqueuse de l'organe, n'attaque pas son parenchyme et ne produit pas d'ulcération pulmonaire. Dans la péripneumonie chronique, le poumon s'endurcit, a l'aspect et la consistance du foie et ne produit pas d'ulcération. Enfin, la pleurésie chronique exerce son action hors du parenchyme du poumon (1).

Avant d'en finir avec ce chapitre préliminaire, une dernière question reste à examiner. Est-on dans le vrai en essayant de prouver par l'autorité des Anciens l'unité de la phthisie pulmonaire? « Les méthodes naturelles (de classement) sont celles où les maladies se « trouvent classées d'après un ensemble de caractères « qui indiquent leur nature réelle, et qui fixent leur

---

(1) Bayle. *Recherch. sur la phth. pulm,* Édit. de l'*Encyclop. des scienc. méd,*, p. 364.

« véritable traitement. Dans l'esprit de ces méthodes, « on doit ramener au même genre toutes les maladies « qui demandent le même traitement, et regarder, « comme espèces différentes, tous les cas particuliers « où il faut des modifications essentielles et particu- « lières du traitement approprié à la maladie généri- « que (1). »

Nous acceptons volontiers la définition; mais l'application restrictive qui la suit, est loin d'échapper aux exceptions théoriques et cliniques. La phthisie pulmonaire rentre dans ce dernier cas; il est bien vrai qu'elle reconnaît une foule de causes diverses, mais qui ne changent rien, ou presque rien, à la nature de ses symptômes. Le traitement seul en est influencé et encore dans des limites extrêmement restreintes; et pendant la première période seulement. Mais aussi, en compensation, il existe une lésion locale invariable, toujours la même, le tubercule qui, une fois un peu avancé dans son développement, domine tellement la scène morbide, qu'il devient l'élément principal de la maladie. On peut donc prendre pour base de nomenclature l'état anatomique dont l'identité dans tous les cas contraste avec la variété des causes, à tel point qu'on ne retrouverait peut-être pas deux auteurs d'accord sur leur nombre.

---

(1) *Cours complet des fièvres*, de Grimaud. *Discours préliminaire*, de Dumas, p. 38. Édit. 1791.

## CHAPITRE II.

### DES CAUSES.

L'étude des causes de la phthisie n'est point la partie de son histoire la moins féconde en résultats. D'ailleurs, dans un sujet si difficile, rien ne doit être négligé, surtout au point de vue du diagnostic, dans lequel les causes entrent pour un élément important.

On peut les diviser en prédisposantes et en déterminantes, les premières, héréditaires, innées ou acquises, mettent l'économie dans des conditions telles que souvent un léger effort des secondes détermine l'apparition du tubercule, qui se produit de préférence sur le poumon et constitue ainsi notre phthisie pulmonaire tuberculeuse.

§ I. Au premier rang des causes prédisposantes, on trouve l'hérédité. Pour établir les preuves de l'influence héréditaire, il suffit de recueillir l'opinion des maîtres de la science. Fournir quelques observations concluantes, ne serait qu'ajouter en pure perte des anneaux à la chaîne déjà formée. Quelques auteurs ont bien nié l'influence de l'hérédité, mais leur nombre est tellement restreint eu égard aux grands noms qu'on leur oppose, que leur sentiment ne peut faire pencher la balance. L'hérédité de toutes les prédispositions à la phthisie la plus violente est aussi la plus difficile à combattre (1). Ce fait pathologique, reconnu depuis long temps, est tombé au-delà du domaine de l'enseignement médical, puisque Plutarque (2) rapporte un moyen empirique, mis en usage pour préserver ceux dont les parents étaient atteints de cette maladie. D'innombrables exemples viennent confirmer ce fait (3). Aussi ne doit-on jamais négliger d'interroger les malades pour savoir si leurs parents n'ont pas été victimes de cette terrible maladie. Cette constatation est un élément important de diagnostic (4); non que la phthisie le plus souvent héréditaire (5) soit dans ce cas inévitable comme l'a prétendu Fernel (6), mais parce qu'alors la moindre cause occasionnelle peut la faire surgir (7).

D'ailleurs la prédisposition héréditaire a une action si énergique, que, loin de s'affaiblir et de s'user dans une génération, elle acquiert au contraire, si elle n'est combattue, une intensité croissante, et elle finit par détruire des familles entières, en avançant graduellement l'époque de la mort pour les membres qui les

---

(1) Hippocrate. Aphorisme 7 de l'*Appendice*, p. 404. Édit. *de* l'*Encyclop.* T. I. Cet aphorisme n'a point été admis par Foès.

(2) Plutar. *Comment. de his qui sero à numine puniuntur.* T. II, p. 558.

(3) Ger. Van-Swieten *in herm. Boerh. comment.* T. IV, p. 15 Exemp. remarq., p. 71.

(4) Willis. *Elench. rerum secundæ partis pharmaceutices rationalis.* P. 52. *Loc. cit.*

(5) Mort. *Loco citato*, p. 27.

(6) Fernel. *Path.* Liv. V, chap. X, p. 138. *Qui tabida stirpe sati sunt, hæreditario jam omnes necessario tabe marcescunt.*

(7) Benedictus *Tabid. theat.*, p. 111.

composent. Baillou cite l'exemple remarquable d'une femme qui, née d'un père phthisique, mourut le même jour que lui (1) : *adeò magna est vis morborum congenitorum;* quelquefois cependant l'hérédité semble suspendre son action et il s'établit des transmissions de maladies à des générations éloignées, tandis que les parents qui servent d'intermédiaire, en sont exempts, *silente sæpè morbo in genitore dum ex avo derivatur in nepotem* (2). C'est cette prédisposition héréditaire dont Cicéron (3) nous a donné un tableau si fidèle, et qu'on peut guérir par le repos et par un climat approprié (4). Mais elle est sans ressources, si l'hémoptysie vient s'y mêler. Contre cet accident, et pour le prévenir, Boërhaave employait, dans des cas semblables, la saignée (5), dont il ne faut cependant pas abuser, sous peine de voir périr d'une autre maladie celui qu'on a guéri de la phthisie.

C'est dire assez que l'hémoptysie, quelle que soit son origine, a toujours été redoutée. Mais cette crainte salutaire n'a pas été poussée jusqu'à regarder comme signe infaillible de phthisie toute hémoptysie un peu abondante. Quant à savoir si elle est cause ou effet,

---

(1) Ballonius *consil. iij. L. iij.*

(2) Boërhaave. *Aphorisme* 1075.

(3) Cicéron. *Brutus sivè de claris oratoribus. C. LXXXXI, t. I,* p. 412. — *Erat eo tempore in nobis summa gracilitas et infirmitas corporis, procerum et tenue collum, qui habitus et quæ figura non procul abesse putatur à vitæ periculo, si accedit labor et laterum magna contentio.*

(4) Cicer. *Loco citato.*

(5) Ger. Van-Swie. *Comm.* T. IV. p. 71.

la solution du problème peu avancée à notre époque doit nous rendre moins exigeants à l'égard des Anciens.

Un aphorisme d'Hippocrate que l'on a répété jusqu'à satiété : *Au crachement de sang succède le crachement de pus* (1) semblerait établir l'antériorité de l'hémoptysie. Malheureusement cette citation est reproduite à faux, et, comme il arrive souvent, le texte en a été tronqué ; il n'est donc point sans utilité de le rétablir dans sa pureté primitive.

Επὶ αἵματος πτύσει, πύου πτύσις κακόν.
Επὶ πύου πτύσει, φθίσις καὶ ῥύσις, κακόν (2).

L'interprétation du premier de ces aphorismes pris dans un sens absolu serait fausse ; l'on serait, en effet, amené à en déduire une étiologie nécessaire, une liaison de cause à effet, tandis qu'il ne présente rien d'absolu que dans le pronostic. De plus, le résultat de cette hémoptysie πυου πτυσις montre qu'il s'agit de cette expuition résultant απο ρηξιος φλεβων (3) de la

(1) *Dict. en* 60 vol., t. XVLI, p. 28.

(2) Hippo., liv. VII, sect. VII, aphoris. 15 et 16, p. 358.

Le mot κακον ou ses synonymes qui terminent les 26 premiers aphorismes de cette section est très-mal à propos oublié dans la traduction ci-dessus. L'aphorisme qui nous occupe signifie donc : le crachement de pus qui succède à l'hémoptysie est mauvais. Il en est de même du suivant ; et, pour complément de preuve, nous ajouterons que Cornarius et les manuscrits du Vatican ajoutent, après κακον, le mot πτυελον ou σιελον. Il est inutile de s'arrêter ici à commenter ces textes.

(3) Hippocrate. *Prænotion,* 438, p. 176. Foès.

rupture des vaisseaux que Galien explique comme Hippocrate par l'érosion de la substance pulmonaire et qu'Arétée (1) appelle αιματος αναγωγην ascension du sang du poumon par la trachée artère. Plus tard, ce n'est plus l'antériorité de l'hémoptysie qui est contestée ou établie, c'est sa nécessité même qui est niée. Depuis long temps, en effet, il semble reconnu (2) que la phthisie confirmée a pu atteindre sa fatale terminaison sans être précédée ni accompagnée de ce symptôme ; ou bien, encore, lorsque l'hémoptysie existe, elle n'est point nécessairement suivie de phthisie si ce n'est le cas de diathèse : *Non omne sanguinis sputum sequentem habet puris exspuitionem sed quod solum malignum existit* (3).

Qu'elle soit cause ou effet, elle reconnaît une triple origine : 1° les ruptures de vaisseaux par cause traumatique ; 2° l'érosion par acrimonie des humeurs ; 3° l'exsudation par les orifices capillaires dilatés ou relâchés (4). Ce sont surtout les deux dernières origines qui se rallient à la phthisie et amènent l'hémorragie du poumon. Celle-ci, souvent héréditaire, comme la prédisposition est soumise comme elle aux mêmes influences ; leur étude doit donc marcher simultanément, et c'est pour cela que leur histoire se trouve réunie dans le même paragraphe.

---

(1) *De caus. et sign. morb. dict.* lib. I, chap. VIII.

(2) Fernel: *Pathologie*, lib. V., p. 110.

(3) Galien, sect. VII, aph. 15. Chart., t. IX, p. 299.

(4) Arétée. *De causis et sign. morb. acut.. lib. II, cap. XI, pag.* 12 *et* 13.

§ II. Hériter de la prédisposition à la phthisie n'est point seulement recevoir de ses parents un principe morbifique, mais encore une constitution disposée à subir l'influence (2) des éléments qui déterminent l'invasion de la phthisie. Il n'est donc pas nécessaire que des parents soient phthisiques pour engendrer des enfants à prédisposition. Lorsque les époux sont trop jeunes ou trop âgés, que leur constitution a été altérée par l'indigence, les privations, ils donnent souvent le jour à des êtres mal organisés, disposés à diverses affections et spécialement à la phthisie : *Fortes creantur fortibus*, a dit Horace, et Fernel a complété cette pensée en lui donnant un cachet plus spécial : *Senes et valetudinarii imbecilles filios vitiosa constitutione gignunt* (3). Il existe donc une forme de prédisposition, héréditaire en ce sens que les parents l'ont transmise à leurs enfants, mais différente de celle qu'on vient d'étudier, parce qu'elle semble un complément, un degré de plus de l'état maladif des parents ou le résultat de quelque défaut d'harmonie physiologique entre les époux ; en un mot, elle n'est point la transmission d'une maladie déjà existante. A la première, on réservera le nom de *prédisposition héréditaire ;* la seconde sera la *prédisposition innée.*

Au nombre de ces états organiques qui disposent à la phthisie se trouve la scrofule. Son influence est si grande que l'on se demanderait volontiers si le tubercule

---

(1) Sennerti. *Daniel, opera*, liv. II, part. II, chap. XII, p. 305, éd. 1656.

(2) *De morb., caus., lib. I, cap. XI.*

n'est pas simplement une dépendance de l'affection scrofuleuse. La discussion de ce fait entraînerait trop loin sans donner une solution satisfaisante ; il suffira donc de prouver l'importance de cette cause.

Ce sont, en effet, ceux qui, jeunes encore, ont été strumeux, chez qui les ulcérations pulmonaires se développent avec le plus de facilité et chez lesquels l'autopsie cadavérique fait voir que ces ulcérations coïncident avec la présence des tubercules (1). De plus, les tumeurs des scrofuleux sont composées de diverses matières, parmi lesquelles on trouve des parties semblables à celles qui sont dans les poumons des phthisiques (2). Mais une remarque importante, c'est que la phthisie, qui est sous la dépendance évidente de cette cause, est chronique, plus lente, plus douce, et la toux moins continue (3). On trouve dans le *Sepulchretum anatomicum* une observation d'une phthisie de ce genre démontrée par l'autopsie, et dont nous allons donner les principaux détails. Elle est empruntée à Frédéric Lossius.

Thomas Moorus, anglais d'une illustre naissance, eut trois enfants, qui moururent tous trois en bas âge, quoique ayant d'abord une bonne constitution. Arrivés à un certain âge, ils devenaient rachitiques, et quelque

(1) Mead. *Monita et præcepta medi.*, cap. I, sect. 10.

(2) Van-Swieten, *loc. cit.*, p. 53. *In nonnullis continetur materia ac si calx aquæ mixta foret, quæ digitis nullam exhibet asperitatem, in aliis reperitur calcaria materies dura, aspera tactu, in fongosum lapidem quasi concreta.*

(3) Morton, *loc. cit.*, p. 83.

temps après ils périssaient. Les parents, désireux de sauver de la mort leur postérité future, firent ouvrir le dernier.

A l'autopsie, on trouva le foie plus volumineux, comme, au reste, tous les viscères de l'abdomen. Les intestins, très-distendus, étaient gonflés de gaz. Le sternum ayant été enlevé, les poumons paraissaient livides et sans sucs. La membrane qui les entoure était rude, inégale au toucher, parsemée de très-nombreux tubercules semblables à des verrues. En pénétrant dans les poumons, on trouvait une substance plâtreuse, friable comme de la chaux, répandue dans toute leur substance. Dans la tête, il n'y avait rien, si ce n'est que le cerveau était humide.

§ III. Les influences qui ont exercé leur empire sur les parents peuvent, en agissant sur les enfants, constituer une troisième forme de prédisposition, la prédisposition acquise. Celle-ci, bien différente des deux autres, se traduit surtout par le marasme et un affaiblissement général. Son caractère essentiel est de disparaître, si elle n'est point encore transformée en acte morbide, dès qu'elle peut échapper aux causes qui agissent sur elle d'une manière permanente.

On conçoit que nous voulons parler ici des circonstances dites *antihygiéniques* dont les auteurs modernes ne se sont pas seuls occupés. Ce sont, d'une manière générale, les excès de toute façon; la trop grande abondance comme la privation de la nourriture et de la boisson (1), l'usage des aliments âcres et salés (2), l'abus comme la privation des exercices accoutumés, les repas prolongés fort avant dans la nuit (3), les longues veilles et les études nocturnes (4), l'air vicié que l'on respire au milieu des agglomérations d'hommes dans les grandes villes (5). Cette dernière action est si puissante et si positive qu'il peut suffire d'un changement non de climat, mais d'habitation, pour ramener la santé (6). On doit ajouter à cette simple énumération le séjour dans un pays froid et humide (7), un travail habituel dans des lieux souterrains (8), l'affaiblissement, la détérioration ou le trouble apporté dans l'économie par des maladies telles que le scorbut, la syphilis, la chlorose (9), les fièvres intermittentes, etc.

§ IV. Les maladies antérieures dont le siége d'élection est sur le poumon constituent toute une autre classe de causes fort importantes à étudier. Plusieurs d'entre elles ont une action lente, mais prolongée, sur l'économie entière, en même temps qu'elles exercent une influence directe sur le poumon ; elles ont donc un effet complexe et on peut les considérer comme servant d'intermédiaires entre les causes prédisposantes et les causes déterminantes. Ces maladies sont surtout le catarrhe, la pneumonie et la pleurésie.

(1) Rich. Mort. *op.*, t. I, p. 28. — (2) Sennerti, *op. loc. cit.*, p. 305. — (3) Fred. Lossius, *lib.* 11., *ob. XI.* (Bonet, 566.) — (4) Rich. Mort., t. 1, p. 27. — (5) Willis, *loco citat.*, p. 53. — (6) Willis, *loc. citat.*, p. 52, 53, 54. — (7) Arétée, *lib.* 1. *De sig. et cau. diut.*, chap. 8. — (8) Sennert, liv. 2, part. 2, chap. XII, p. 305. — (9) Morton, *loc. cit.*, p. 27.

On a regardé long temps l'humeur âcre, que l'on croyait descendre du cerveau sur les poumons, comme cause de propagation du catarrhe. Cette idée se trouve encore reproduite dans les œuvres de Sennert, qui n'a fait que la répéter après les médecins grecs (1); mais les progrès de l'anatomie, en démontrant qu'il n'y a aucune commnnication entre le cerveau et la base du crâne, ont permis de rectifier cette erreur. C'est ainsi que Bonet (2) s'efforce, par de longs raisonnements, de prouver l'impossibilité de pareilles communications, tout en cherchant à découvrir la source de cette abondante mucosité. Quelle qu'en soit l'explication, le développement de la phthisie par suite de catarrhes négligés et répétés, n'en est pas moins constatée; mais le plus souvent le fait est seulement énoncé; et quand arrive la description des symptômes, appuyée sur les données de l'anatomie pathologique, on ne retrouve que des exemples de catarrhes, ou tout au plus de pneumonies chroniques passées à l'état de suppuration.

Il en est de même de la pneumonie et de la pleurésie, et les nombreux exemples mis en avant par l'Ecole hippocratique, ne sont pour la plupart que des faits de pneumonie chronique, d'empyème ou de vomique. Quelques cas isolés offrent cependant des résultats plus satisfaisants. Ainsi, Morton (3) cite l'exemple d'un ma-

---

(1) Sennert, *loco citato*, p. 305. — (2) Tehophili Boneti *Sepulchretum sive anatomia pratica*, t. I, p. 312. — (3) Morton. *Loco citato*, p. 113.

lade devenu phthisique à la suite d'une pneumonie, et dont l'autopsie justifia le diagnostic.

O. Heurnius (1), cité par Bonet, offre à son tour un exemple, non pas de phthisie proprement dite, mais de tubercules développés dans la plèvre à la suite d'une pleurésie.

§ V. La répercussion des maladies exanthématiques, telles que la variole, la scarlatine (2), la gale (3), celle du rhumatisme ou de la goutte (4), les exercices forcés et continus du larynx et du poumon (5), peuvent être mis au rang des causes plus directement déterminantes, Enfin, rentrent encore dans cette classe le trouble de quelques fonctions, des menstrues, par exemple, ou la suppression d'un état pathologique qui, par son ancienneté, a pris droit de domicile dans l'économie, telles que les hémorragies nasales et les hémorroïdes.

Établir les avantages des hémorragies nasales, c'est prouver en même temps le danger de leur suppression. Très-fréquentes pendant la puberté (6), elles coïncident avec l'époque d'apparition de la phthisie pulmonaire, non que le sang soit alors plus abondant, mais le corps,

---

(1) D. Heurnius. *Ob.* 17. — Bonet. *Sepulchr.*, t. I, p. 559.

(2) Willis. *Loc. cit.*, p. 49.

(3) Georg.-Hieron. Velochius. *Observ. episagm.* 85. (Bonet. *Sepulchr.*, p. 554.)

(4) Mort. *Loc. cit*, p. 27.

(5) Morgagni. *De sedib. et caus. morb.* Lettre 20e, p. 527, t. I. Édit. de l'*Encyclop.*

(6) Hippocrate. *Aphoris. XXVII*, sect. III. Foës., p. 347. — Galien. *id.* *id.* Chart. t. IX, p. 123.

ne prenant plus un accroissement aussi grand que dans l'enfance, se trouve surchargé d'un excès de matériaux inutiles à la nutrition. Cette hémorragie débarrasse l'économie du trop-plein qui l'incommode, et devient ainsi un préservatif et même quelquefois un moyen curatif (1). Si elle ne garantit pas toujours de la phthisie, elle éloigne du moins l'époque de son invasion (2). Son utilité dépasse celle de la saignée ; on conçoit dès-lors combien il serait dangereux de la supprimer (3).

Tout ce qu'on vient de dire pour les hémorragies nasales s'applique aux hémorroïdes. Aussi faut-il se garder de les guérir, sous peine de voir survenir l'hydropisie ou la phthisie (4), et lorsqu'on parvient à les établir on peut non sans quelque espoir attendre la guérison (5).

On sait la grande sympathie qui existe entre le thorax et l'utérus, sympathie reconnue par le père de la médecine *non nullis mulieribus cum copiosi menses duorum mensium spatio in uteris extiterint, ubi intercepti fuerint, ad pulmonem feruntur, eademque omnia his contingunt, quæ in tabe dicta sunt* (6), que nous nous garderons de considérer, avec lui, comme le résultat de la communication des vaisseaux. Elle expli-

---

(1) Sydenham. Sect. VI, chap. VIII.

(2) Bened. *tabi. theat.*, p. 111.

(3) Van-Swiet. *Loc. cit.*, p. 14.

(4) Hippocrate, Sect. VI., *Aphoris.*, 12., T. 1, p. 397, édit. de l'Encyclop.

(5) Ludo. Duret. *in-coac.*, Hippocrat., p. 289.

(6) Hippoc., *lib.* 1, *de morb. mulieb.*, Foès., p. 154.

que comment on a pu attribuer si souvent la phthisie à la suppression des règles. Cette idée, trop absolue, se reproduit tantôt sous la forme de simple affirmation, tantôt appuyée sur des observations. Ce sont surtout les auteurs du XVIIe et XVIIIe siècle qui en ont signalé l'importance. Sennert n'admet guère pour cause interne que l'aménorrhée et la prédisposition (1). Salius a remarqué souvent la phthisie à la suite et comme conséquence de la suppression des menstrues (2). Bonet accepte ces faits en les commentant (3). Willis met cette cause au même rang que toute suppression d'hémorragie (4). Enfin, Van-Swieten (5) vient ajouter le poids de sa grave autorité, à la science quelquefois un peu crédule de ses devanciers. C'est donc appuyé sur l'autorité de très-grands noms, que l'on pourrait s'élever contre l'idée qui regarderait la suppression des règles plutôt comme un effet que comme une cause de phthisie (6). Gardons-nous, cependant, d'accepter rien de trop absolu ; ces deux manières d'envisager la question semblent, en effet, se compléter mutuellement plutôt que s'exclure. Une fonction aussi importante que la menstruation ne peut être troublée sans retentissement dans l'économie, et tout ce qui tend à rompre son équi-

---

(1) Sennerti. *op.*, chap. XII., liv. II., 2me p., 305.

(2) *Comment.*, *in libris*, *Hippoc.*, *de morbis*, § 34,

(3) Bonet, *oper.*, T. 1, p. 575.

(4) Willis, *loc. cit.*, p. 49.

(5) Ger. V.-Swiet., *Comment.*, p. 19, T. IV.

(6) Fournet, *Recher. cliniq. sur l'auscultat. des org. respi.*, p. 421.

libre peut amener la phthisie. La suppression des règles provoque l'hémoptysie, et l'hémoptysie répétée peut être cause de tuberculisation. D'ailleurs, il existe des observations de phthisie commençante enrayée par l'apparition des règles (1). Mais, aussi, combien de fois ne se développe-t-elle pas sans que la menstruation ait cessé de s'acconmplir, ou sans que l'aménorrhée, évidemment consécutive à la phthisie, ait influé sur la tuberculisation!

Ce consensus unanime s'explique facilement, car on peut dire, avec Morton, qu'il n'y a pas de femme menstruée, vierge, mariée ou veuve, qui, devenant phthisique, ne voie disparaître ses règles, soit dans le commencement, soit dans le progrès de la maladie. Mais, comme l'évacuation sanguine peut être arrêtée par l'émanation, l'appauvrissement du sang et le manque de sucs nutritifs, cette suppression, quoiqu'étant quelquefois le point de départ, peut être souvent regardée comme effet et non comme cause de phthisie (2).

§ VI. Il est une cause qui n'a pu être rangée parmi les précédentes ; c'est la contagion. Elle est surtout redoutée en Espagne, en Italie et dans le Midi de la France. La plupart des auteurs anciens en font mention : Galien (3) regarde l'habitation avec les phthisiques comme peu saine ; les miasmes qu'ils exhalent peuvent avec l'air s'introduire dans les poumons, les prédispo-

---

(1) Rich. Mort. *op.*, T. I, p. 111.

(2) Morton. Chap. IX, t. I, p. 110.

(3) Galien. 1. *De diff. feb. Cap. II.*

ser à une ulcération phthisique, et même les corrompre(1). Les crachats de ces malades, bourbeux et comme argileux, ont une action funeste, résultat de leur mauvaise odeur (2); et, si deux personnes occupent la même couche, elles peuvent se transmettre la phthisie tout aussi bien que la fièvre maligne (3). Après la mort, le contact des cadavres est encore dangereux (4). Aussi Valsalva et Morgagni ont-ils prudemment évité l'approche de ces malades, et c'est à peine si Morgagni a disséqué un phthisique dans sa vie (5).

La contagion de la phthisie a-t-elle existé à une autre époque et sous certains climats? Le fait est possible, et des auteurs que l'on ne peut taxer d'ignorance l'ont affirmé. Mais, tout ce qui tient à la contagion est si difficile à prouver, qu'on sera toujours en droit de contester la valeur de faits présentés avec trop peu de détails. Ne peut-on, par exemple, au lieu de la contagion, invoquer, comme cause de phthisie, les circonstances héréditaires ou autres auxquelles sont exposés les enfants ou les membres d'une même famille, et, quand cela nous manquerait, ne peut-on point avoir recours à une prédisposition cachée, se révélant tout d'un coup à la suite de fatigues excessives morales et physiques que fait éprouver la perte d'un ami ou d'un

---

(1) Sennert. *oper. Lib. II*, *pars. II*, *cap. XII*, *p.* 305.

(2) V.-Swiet. *Loco eitato*, p. 64, et Bened. *tab. theat.*, p. 68.

(3) Mort. *oper.* T. I, p. 27.

(4) Tulpius, *lib. II*, *cap. XI* (Van-Swieten).

(5) Morgagni. *De sedibus et causis morb.* 22e lettre, t. I, p. 521. Édit. de l'*Encycl.*

parent? L'assertion des auteurs n'est pas assez prouvée et s'éloigne trop de ce qui se passe aujourd'hui. Un seul fait d'inoculation, dû au hasard et suivi de résultat, est rapporté par Laënnec (1). Mais, la matière dite *tuberculeuse* n'ayant pas été examinée avec assez de soin, ni par tous les moyens que nous possédons, on ne peut en tirer une conclusion légitime. Dans tous les cas, s'il y a des faits de contagion, ils sont aujourd'hui extrêmement rares.

## CHAPITRE III.

### SYMPTÔMES.

On a prétendu que le diagnostic de la première période de la phthisie pulmonaire était inconnu des Anciens, et l'on sait que Laënnec lui-même avouait ne pouvoir découvrir les tubercules crûs en quelque nombre qu'ils fussent (2). Il est possible que l'auteur du *Traité de l'auscultation médiate*, trop préoccupé de sa découverte, ait négligé les signes connus avant lui, ou que même, en faisant cet aveu, il ait voulu seulement signaler l'impuissance de l'auscultation à franchir les limites des deuxième et troisième périodes. Toujours est-il que si l'on prend la peine de feuilleter les ouvrages écrits dans les siècles précédents, on trouve des détails d'une abondance et d'une exactitude surprenantes. L'étude des signes locaux et généraux, l'appréciation de leur valeur sont portées aussi loin que possible.

---

(1) *Tait. d'auscul.* T. II, p. 181.

(2) Fournet. *Recherch. cliniq. sur l'auscultat.*, p. 392.

Si l'on réfléchit que les signes stéthoscopiques ne font qu'annoncer la lésion du poumon en indiquant à peu près la forme et l'étendue, sans en déterminer la nature, que les signes du passé, et surtout les signes généraux, sont seuls capables de donner ce résultat (1), on restera convaincu que les Anciens avaient assez de matériaux pour arriver au diagnostic de la première période, et qu'ils sont souvent arrivés à l'établir d'une manière ferme et sûre. Ils ont bien montré un peu d'hésitation, laissé régner un peu d'incertitude ou de confusion dans quelques cas difficiles; mais quel est le médecin des temps modernes qui pourrait se flatter d'apporter dans le diagnostic l'infaillibilité de la certitude mathématique?

Nous avons en ce moment à étudier deux ordres de faits les signes généraux et les signes locaux non stéthescopiques. La prédisposition n'est point un fait morbide, mais elle appartient au passé du malade, qu'elle nous révèle en nous faisant craindre pour son avenir; c'est à ce titre que son étude doit précéder celle des autres signes diagnostiques. Ses caractères étaient connus et appréciés dès les temps les plus reculés. Hippocrate, dans ses *pronostics sur la phthisie*, dit : « *Pectus laudandum quadratum et hispidum , cartilago exigua et admodùm carnosa* (2). Arétée note l'étroitesse de la poitrine et la forme des omoplates, sous le nom de *Scapulæ alatæ*, que répètent après lui tous les au-

(1) Fournet. *Loc. cit.*, p. 729.

(2) *Hippo. prædict.* Liv. II, p. 72.

teurs (1). Galien nomme φθινώδεις (2) ceux qui ont la poitrine de cette forme, quoiqu'ils ne soient pas encore atteints de phthisie. Il les reconnaît à la saillie en arrière des omoplates. En effet, quand cette saillie existe, la convexité de la poitrine est moins marquée, puisque les diamètres transversaux tendent à s'effacer ; les côtes se projettent plus directement en avant par un arc de cercle d'un diamètre plus grand que dans l'état normal, et l'omoplate est pour ainsi dire abandonné seul en arrière, touchant aux côtes par son bord interne, et très-éloigné d'elles par son bord externe. C'est contre cette opinion de Galien et d'Arétée, étayée de l'autorité de vingt siècles, que s'est élevé M. Hirtz (3) dans sa thèse inaugurale.

Le poumon se dilate, dit-il, non point par sa propre élasticité, mais par le vide qui se fait dans la plèvre, il n'est donc point gêné par l'étroitesse de la poitrine et ne subit pas de compression. La mauvaise conformation du thorax n'est donc point une cause de phthisie. Les principes que pose M. Hirtz sont vrais, mais les conclusions qu'il en tire sont-elles légitimes ? Quelles que soient les conditions dans lesquelles se constitue un organe (4) ; les parois qui le circonscrivent suivent toujours son accroissement ou son décroissement. La capacité du thorax est donc en rapport constant

---

(1) *De causis et signis morb. diut. Lib. I, cap. VIII, p.* 37.

(2) *Comment.* 1. *in lib. epid.* Chart. T. IX, p. 23.

(3) Hirtz. *Thèse inaugurale.* Strasbourg 1836.

(4) Fournet, *Rech. cliniq. sur l'auscult.*, p. 603.

avec le volume des poumons. Si le thorax est congénitalement trop étroit et déformé, le poumon ne sera pas comprimé, mais il sera d'un volume congénitalement trop petit pour le développement normal de l'individu, et il y aura prédisposition à la phthisie, non point parce que les fonctions respiratoires seront gênées par les côtes, mais parce qu'elles seront primitivement incomplètes.

Si ce raisonnement est vrai, quand il s'agit de la prédisposition héréditaire, il acquiert plus d'évidence appliqué aux déformations du thorax, résultant d'une compression malentendue de la poitrine. Alors le poumon est consécutivement gêné dans le plein exercice de ses fonctions. C'est à cette compression que Spigel (1) attribue la fréquence de la phthisie chez les femmes en Angleterre.

A cette étroitesse de la poitrine viennent s'ajouter, comme symptômes de prédisposition, la gracilité et la faiblesse du corps, un cou long et mince (2) et légèrement incliné vers l'une des épaules (3), la dépression de la poitrine que l'on peut rapporter à la dépression sous-claviculaire de Fournet, la faiblesse des muscles pectoraux et la mollesse plutôt que la flaccidité des chairs (4), les doigts ténus avec gonflement des articulations, les ongles crochus et incur-

(1) *De humano. corpo. fabr. lib. cap. IX, p.* 19.

(2) Ciceron, *Brutus sive claris oratoribus, cap. LXXXXI, t.* 1, *p.* 19.

(3) Arétée, *De causis et sig. mor. dint., lib. I, chap. VIII.*

(4) Benedi., *Tabi. theat., p.* 99.

vés (1), difformité qu'Arétée explique par la maigreur et l'émaciation qui fait disparaître tous les contours arrondis. Il faut joindre aux signes précédents un teint rosé, agréable, une peau fine transparente, un esprit précoce, subtil et porté à la gáieté (2). C'est ordinairement dans de pareilles conditions et à l'époque de la puberté que se déclarent les hémorragies nasales, prélude de l'hémoptysie et de la phthisie (3). Lorsque l'hémoptysie est imminente, elle se trahit par des signes qui lui sont propres. Ce sont : la toux, un certain frémissement dans la poitrine, *strepitu pulmonis*, de Boerhaave (4), que l'on peut comparer à la souscrépitation des Modernes, reconnu comme signe de l'invasion du sang dans les vésicules pulmonaires et que l'on peut percevoir à distance ; enfin, la brièveté de la respiration *anhelitu* (5), peut-être même de l'inspiration. La douleur qui suit ou accompagne l'hémoptysie est ordinairement légère ; souvent elle n'existe point, parce que suivant Galien, les nerfs ne se distribuent que sur les plèvres et non dans l'épaisseur des poumons (6).

Le sang vomi a la couleur vive de l'écarlate (7), il

---

(1) Arét,, *De causis, loco citato*. Lib. I, chap. VIII.

(2) *Aph.* de Boër. 1198.

(3) Galien, *Apho. XXVII, sect. III*. Char. t. IX, p. 123.

(4) Ger., V.-Swiet. *in aphori.*, p. 23, t. IV.

(5) *Loco cit.*, V.-Sw., p. 23.

(6) Galien, *De locis affectis, lib. IV, cap. VIII*. Char. t. VIII, p. 467.

(7) *Aphoris.* de Boërh. 1199.

est spumeux (1), précédé d'une saveur salée (2) et annoncé par un pouls petit, dépressible et ondoyant (3). Ces divers accidents n'arrivent point sans un ébranlement profond de l'économie, la nutrition est altérée, elle se fait difficilement par suite de l'acrimonie survenue dans les humeurs (4). Une fièvre hectique se développe, fièvre qu'il ne faut point confondre avec la péripneumonique qui survient plus tard, ou avec la fièvre de suppuration. Morton (5) la considère comme un signe pathognomonique de la phthisie commençante. Elle est caractérisée par une urine donnant à l'air un précipité rouge (6), par un pouls accéléré, petit, par de l'insomnie, de la chaleur surtout aux extrémités, à la paume des mains et à la plante des pieds, sans rougeur sur les pommettes. Cette fièvre, hectique aiguë de M. Fournet, n'a par elle-même ni augment ni rémission (7), mais elle paraît surtout évidente par la fatigue résultant de la digestion (8). L'insomnie et les progrès de la maladie changent bientôt son caractère et la font devenir signe de la deuxième période.

La toux suit de près l'invasion de cette fièvre lors-

---

(1) Hipp. sec. V, *Aphor.* XIII, liv. V, t. 1, p. 392, édit. de l'*Encyclo.*

(2) Benedi. *Tabid. theat.*, p. 15. — Hipp. *præn. coac.* 403.

(3) Aphoris. de Boërrh. 1199.

(4) Gera. Van-Swiet. *Comment.* p. 12.

(5) Rich. Morton, *loc. cit.* p. 40.

(6) Rich. Morton, *loc. cit.* p. 47.

(7) Van-Swiet. *oper. loc. cit.* p. 12.

(8) Boërrh. *Aphoris.* 1198.

qu'elle ne la précède pas, toux sèche (1) sans expectoration (2), considérée par Morton comme le premier des signes pathognomoniques de la phthisie commençante, à la condition toutefois de la distinguer de la toux catarrhale, chronique comme elle, mais qui doit son origine à des causes bien différentes (3). Celle-ci, en effet, est provoquée par une sérosité sécrétée d'une manière continue qui détermine la titillation de la tonsille et des autres parties glanduleuses. Elle est humide dès le commencement sans oppression ni dyspnée (4). L'autre, au contraire, provenant de la présence des tubercules, est sèche, s'accompagne d'une sensation de pesanteur, d'essoufflement, d'oppression de la poitrine. La première dure quelques jours ou quelques semaines, la seconde dure jusqu'au jour fatal sans que rien puisse en débarrasser le malade. La toux phthisique reparaît à des intervalles inégaux. La toux catarrhale est continue. L'une et l'autre sont plus nocturnes que diurnes (5).

Cette toux provoque le vomissement des matières alimentaires comme fait la toux convulsive des enfants (6). Le malade a la voix rauque glapissante et de peu d'étendue (7). *Rauca etiam vox, vel clangosa et exilis* (8).

---

(1) *Aphoris.* Boërh. 1198, *in* Van-Swiet. *Comm.* p. 10.
(2) *Aphoris.* Boërh. 1198, *in* Van-Swiet. *Comm.* p. 12.
(3) Richar. Mort. *op.* p. 34, t. 1. — (4) *Idem.*
(5) Morton, *loc. cit.* p. 34. — (6) Morton, *loc. cit.* p. 39.
(7) Arétée. De *causis et signis morb. diut. lib.* 1, *cap. VIII.*
(8) Hipp. *prænot coac.* 413 *et* 414. Foës — Morton, p. 39.

La production de ces divers phénomènes est liée à la rudesse des muqueuses et à l'infarction des bronches par une sérosité glutineuse (1), dans laquelle on peut facilement reconnaître l'infiltration tuberculeuse gélatiniforme de Laënnec (2).

A ces symptômes viennent s'ajouter une respiration courte et difficile, de la pesanteur dans les hypocondres, une humeur chagrine, irritable, inaccoutumée, signes qui, réunis à la toux, sont considérés par Morton comme pathognomoniques de la phthisie commençante (3) et que M. Fournet décrit avec insistance comme très-utile dans le diagnostic de la première période de la phthisie et pouvant exister antérieurement à tout autre signe (4).

*Deuxième période.* — Le tabes, l'amaigrissement, qui a marché d'une manière insensible depuis le commencement de la première période, devient de plus en plus marqué et établit un signe de transition entre la fin de la première période et le commencement de la seconde. Les parties s'amollissent plutôt qu'elles ne diminuent, jusqu'à ce que l'inflammation des tubercules s'étant établie, il se forme une nouvelle fièvre qui vient s'ajouter à l'hectique (1).

---

(1) Hippocrat., *præno. coact.*, 413, πτυηλα γλισχρα, crachats visqueux. — Morton, *loc. cit.*, p. 29.

(2) Laënnec, *Trait. d'auscult. méd.*, 4me édit., T. II., p. 31.

(3) Mort., *loc. cit.*, p: 40.

(4) Laënnec, *Trait. d'auscult.*, 4me édit., T. II., p. 31.

(5) Hippocrate, *De morbis*, liv. 2, Sect. V., p. 33; Foës.

Celle-ci change alors de caractère et prend le nom de fièvre inflammatoire ou peripneumonique, parce qu'elle tient à l'inflammation du tubercule, ou au moins à celle du parenchyme pulmonaire qui environne le tubercule. Elle est caractérisée par un pouls dur, fréquent, accéléré, une chaleur brûlante à la peau, une urine d'une couleur rouge, semblable à celle de la flamme (1). Elle peut, si elle est négligée, emporter le malade vers le septième jour (2). Elle se reproduit plusieurs fois par an, toutes les fois qu'une nouvelle éruption tuberculeuse arrive à sa période inflammatoire.

Cette fièvre cesse dès que l'inflammation a cédé naturellement ou aux ressources de l'art ; mais, le plus souvent, l'inflammation se terminant par suppuration, elle se transforme en celle que Morton appelle intermittente putride des phthisiques (3). Comme son nom l'indique, elle présente des exacerbations et des rémissions, et même de véritables intermissions, habituellement peu marquées ou irrégulières.

C'est surtout vers le soir que la fièvre devient évidente. Elle est précédée d'un léger frisson à son début (4). Une sorte de feu intérieur cède de temps en temps la place à la sueur et au refroidissement (5).

---

(1) Morton, *loc. cit.*, p. 47.

(2) Morton, *loc. cit.*, p. 42.

(3) Hippoc., *De morbis, lib. II.* Sect. V. 36. — *Vehementes supervenientes febres ipsum interficiunt.* — Morton, *loc. citat.*, p. 43.

(4) Ger. Van Swiet, *Commen.* T. 4, p. 67.

(5) Arét. *De caus. et sign. morb. diut. lib. 1, cap. VIII, p.* 36.

Si elle affecte nettement la forme intermittente, le type est quotidien, rarement tierce (1). Alors elle commence à heure fixe de la journée avec froid et tremblement suivis de chaleur et enfin des sueurs nocturnes et colliquatives. Pendant l'accès, la toux et l'essoufflement augmentent avec les autres symptômes ; pendant la rémission, la toux et les autres symptômes diminuent, le malade dort tranquillement, répare ses forces et se berce de l'espoir de recouvrer la santé. Cet espoir accompagne le phthisique jusqu'au terme fatal (2). Le pouls présente les mêmes accidents que dans les fièvres intermittentes ordinaires, les urines sont rouges, exposées au refroidissement, elles déposent un sédiment blanc, quelquefois rouge (3). Souvent les rémissions et les exacerbations sont confondues, ce qui semble tenir à ce que les tubercules suppurent à des intervalles inégaux (4). Tant qu'existe cette fièvre putride de mauvais caractère, qui épuise bientôt les forces du malade (5), le pouls est fin, petit, dur et fréquent (6), la chaleur, qui, au premier abord, paraît assez douce est, en réalité, âcre et mordante.

La fièvre entraîne après elle une grande soif, des sueurs nocturnes, et une anxiété inexprimable augmentant vers le soir, prélude de cette véritable asphyxie qui tue souvent le malade (7). Ce sont les indices de

(1) Mort. *Loc. cit.*, p. 43.

(2) Morton. *Loc. cit.*, p. 43. — (3) Morton. *Loco cit.*, 48.

(4 et 5) Ger. Van-Swiet, *Comm.*, t. 4, p. 65.

(6) Galien. *De febr. Lib.* 2, *cap.* 2, Chart., t. 7, p. 121.

(7) Gerard. Van-Swiet, comment., t. 4, p. 68.

la colliquation, deuxième signe de phthisie confirmée suivant Morton.

La toux, qui était sèche, devient humide, forte, tenace ; elle produit des crachats d'abord crus, plus tard cuits, comme dans le catarrhe ordinaire (1). L'expectoration simplement salivaire ou muqueuse, provenant de l'irritation des glandes ou des tonsilles fortement agitées par la toux, appartient à la première période de la maladie. Dès que la phthisie est arrivée à sa seconde période, les crachats, devenus purulents, prennent la couleur jaune ou celle de la rouille (2), agités par une toux continuelle, ils revêtent une forme découpée (3) (frangée des Modernes), des tubercules sont parfois rejetés, *interdùm facilè sputum per tussim rejicitur pusque grandini est simile, et digitis tritum durum et graveolens est* (4), et les crachats ressemblent à des morceaux de champignons (5). Cependant il ne faut point juger de leur nature par leur simple aspect. Dans l'antiquité, on employait pour les reconnaître un moyen mis encore en usage de nos jours. Si le malade crache dans de l'eau salée et que la matière expectorée gagne le fond du vase, c'est un mauvais signe, c'est la marque certaine de la présence du pus (6). Mais il arrive

---

(1) Morton. *Loc. cit.*, p. 48.

(2) Rich. Morton. *Opera. Loco cit.*, p. 48.

(3) Gerar. Van-Swiet, *Comm.*, t. 4, *apho.* 1206, p. 55.

(4 et 5) Hippocrate. *De morbis*, livre 2, sect. V, p. 36. Foës. — Εν τω σιαλω εμφαινεται σκληρα οιον μυκης αφ, ελκεος.

(6) Hippocrate. *Coac prænot.* No 435. Foës, p. 176.

quelquefois que les crachats purulents ne coulent pas au fond de l'eau salée parce qu'ils sont mêlés à des bulles d'air ou à des mucosités qui sont loin d'avoir la même pesanteur spécifique. Pour éviter cette erreur, il faut expérimenter sur des crachats accumulés dans le sommeil, ou que le séjour à l'air a délivrés des bulles qui diminuaient leur densité (1). Ils ont un aspect fangeux *velut ptisanæ succum* (2), de la couleur des cendres (3), et se mêlent facilement à l'eau (4). Leur saveur varie beaucoup. Lorsqu'ils sont insipides (5), la phthisie marche plus lentement; d'autrefois ils ont un goût salé (6) ou même douceâtre (7). Leur odeur fétide (8) annonce un commencement de putréfaction (9); cette odeur devient plus manifeste si l'on met les crachats sur des charbons ardents (10). Cependant il est bon de noter qu'ils ont tous une mauvaise odeur (11) et que par conséquent ce signe est de peu d'importance.

On comprend combien, il est utile de constater la

---

(1) Ger. Van-Swiet, *Commen.*, t. 4, p. 63.
(2) Hippocr. *De morbis.* liv. 2, sect. V, p. 36. Foës.
(3) Benedict. *Tabi. theat.*, p. 104.
(4) Morton. *Loc. cit.*, p. 48
(5) Benedict. *Tabi. theat.*, p. 110.
(6) Hippocr. *Coac. prænotio.*, N° 403, Foës, 171.
(7) Gérar. Van-Swiet. *Comment.* T. IV, p. 63.
(8) Mort. *Loc. cit.* p. 48.
(9) Ger. Van-Swiet. *Comment.*, t. IV, p. 64.
(10) Hippocr. Liv. V, sec. V, *Apho.* 11, t. I. Edit. de l'*Encyc.*
(11) Bened. *Tabi. theat.* p. 44.

présence du pus, soit pour établir un diagnostic absolu, soit pour reconnaître la période de la maladie. Morton(1) s'est chargé de ce soin. Il donne comme pathognomoniques les trois signes suivants réunis. Les crachats doivent : 1° avoir une odeur fétide ; 2° être épais et cependant non glutineux, mais fluides et privés de filaments ; 3° être jaunes, couleur de rouille, le plus souvent cendrés et noirâtres.

Pour bien comprendre la valeur des crachats purulents, il faut étudier leur origine. On assigne deux sources au pus qu'ils contiennent ; les vomiques et les ulcérations du poumon. Ces lésions sont signalées à tout instant quand il s'agit de maladies de poitrine. Par vomique on entend une cavité close de toute part dans laquelle du pus est accumulé, et l'on applique à l'ulcération du poumon les notions que l'on a sur les ulcères extérieurs. Prises dans cette acception, les vomiques et les ulcérations sont extrêmement rares, tandis qu'au contraire l'agglomération du pus par suite du ramollissement tuberculeux dans des points communiquant tôt ou tard avec l'air extérieur et dans les cavités résultant de cette excrétion sont très-fréquentes, aussi fréquentes que les phthisies au deuxième degré, il y a donc là une confusion qui existe dans les mots plutôt que dans les idées, et l'on trouve de loin en loin des explications qui donnent à chaque chose leur valeur(2). Mais leur place n'est point ici, on les retrouvera

(1) Mort. *Loc. cit.*, p. 48.

(2) Gerar. Van-Swiet. *Comment.* T. IV, p. 56.

plus tard à l'article *anatomie pathologique;* il suffit de remarquer que la présence du pus dans les crachats annonce l'existence de lésions qui ne peuvent appartenir qu'à la deuxième période de la phthisie.

Reprenons maintenant la description des symptômes. Leur gravité va en augmentant. L'économie est troublée dans ses fonctions les plus importantes. La diarrhée, qui règne quelquefois dès le début de la maladie, est en ce moment un signe de colliquation. Il y a du ténesme, les selles sont fréquentes, jaunes, fétides, purulentes, cadavéreuses (1). On y retrouve les matières alimentaires rendues presque en entier, et mêlées avec du sang (2). La diarrhée n'arrive à ce degré que lorsque la peau ne fonctionne plus, mais le dépérissement est si grand qu'au lieu de répondre aux vœux de la nature, en remplaçant une fonction qui a été supprimée, elle ne devient plus qu'un signe de mort prochaine (3). D'autres fois, elle tient à la présence d'ulcérations dépendant d'un état général, et qui n'ont point été signalées pour l'extrêmité inférieure du canal digestif. Mais Hippocrate (4) note, dans la partie supérieure, la présence de petits aphtes, c'est-à-dire d'ulcérations petites, solitaires, présentant dans le milieu une tache blanche ou jaune avec un cercle inflam-

---

(1) Ger. Van-Swiet. *Apho.* 1206, p. 56.

(2) Mort. *Opera*, t. I, p. 45, et Bened. *Tabi. theat.* p. 111,

(3) Morton. t. I, p. 45.

(4) Hippo. *De morbis*. Liv. II, chap. XVIII. Chartier. T. VII, p. 570; cité par V.-Swieten.

matoire (1). Il y a encore un autre genre d'ulcérations qui arrivent dans la période ultime : celles-ci siégent sur la peau, semblent produites par des déchirures d'ongles (2), et sont désignées par Hippocrate sous le nom de *phlyctènes* (3). Le corps émacié se boursouffle. C'est par les mains (4) ou par les pieds (5) que commence cette enflure œdémateuse. La difficulté de la circulation dans les poumons fait stagner la lymphe dans les points les plus éloignés du cœur (6). L'enflure ne s'arrête pas là, les membres inférieurs en entier deviennent œdémateux, le thorax et l'abdomen se remplissent de liquides (7). Enfin, tous ces symptômes, qui sont déjà assez alarmants, augmentent de gravité dans la période ultime ; tout tissu adipeux a disparu, et, si l'œdème ne s'est pas déclaré, la peau aride et sèche se colle sur les os (8). Les cheveux tombent (9), la voix s'éteint, les pommettes rougissent, les ongles s'incurvent (10). Ces signes, joints à la fétidité des crachats, annoncent une mort prochaine (11). La fonte

---

(1) Ger. Van-Swiet. *Comm.*, p. 51.

(2) Hippo. *Coac. prœnot.* N° 444. Foës. 177.

(3) Hippo. *Pronost.* Trad. de Bosquillon, sec.. II. N° 56, p. 263.

(4) Ger. Van-Sw. *Comment.*, p. 59, aphor. 1206.

(5) Benedict. *Tabid, theat.*, p. 112.

(6) Ger. Van-Swiet. *Comment.*, p. 69.

(7) Morton. *Oper. Loc. cit.*, p. 59.

(8) *Totus homo extenuatur.* Hip. *De morbis*, liv. II, sect. V, p. 36. Foës.

(9) Hippoc. *Lib. V, sect. V.* Aphoris. 12. Édit. de l'*Encyclo.*

(10) Hippo. *De morbis*, liv. II, sect. V, p. 36. Foës.

(11) Hippo. *De morbis*, liv. II, chap., XVII. Charti., t. VII cité par Van-Swiet.

putride s'établit, la colliquation se fait jour par toutes les voies que lui ouvre la nature. De là, chute subite des forces, marasme, figure hippocratique (1). Les crachats, devenus de plus en plus abondants, purulents, sont mêlés à des stries de sang ou à des portions de poumon (2). Enfin, les forces s'éteignent, l'expectoration se supprime, et la scène morbide se termine par la mort (3).

## CHAPITRE IV.

### DIAGNOSTIC.

Pour établir le diagnostic de la phthisie pulmonaire, apprécions successivement chacun des signes qui viennent d'être décrits.

La prédisposition est facile à reconnaîtrc, mais, prise isolément, elle ne prouve rien ; elle ne fait qu'inspirer des craintes pour le malade qui en porte le cachet ; unie aux autres signes, elle augmente leur importance et peut servir à déterminer avec certitude l'imminence ou la présence de l'affection pulmonaire.

L'hémoptysie, si elle existait toujours au début de la phthisie, serait un moyen facile de constater son existence. Hors les cas de lésion traumatique, l'hémoptysie n'a que deux manières de se produire. Dans la première, extrêmement rare et même contestée, elle est

---

(1) Morton. *Loc, cit.*, p. 43.

(2) Galien. *De locis aff., lib. I, cap. I, p.* 379, on bien, *De locis affect., lib. IV, cap. VIII.* Chart., p. 466 et 467.

(3) Ger. Van-Sw. *Comment.*, p. 56, Apho. 1206.

essentielle et non suivie d'accidents. Dans la seconde, elle se lie à la phthisie, annonce son développement prochain ou révèle son état actuel.

L'hémoptysie est donc un symptôme fâcheux dans la majorité des cas, et il ne s'agirait plus que de la distinguer des autres flux de sang, pour trouver en elle un signe caractéristique. Mais, on ne saurait lui donner cette valeur, puisqu'elle peut ne pas exister, ou n'apparaître que très-tard.

En résumé, c'est un signe de mauvais augure, insuffisant par lui-même, mais qui annonce sans aucun doute la présence de la phthisie, quand il s'unit à quelqu'un des symptômes suivants :

Quelque importance qu'ait la fièvre hectique, elle ne peut cependant être élevée au rang des signes pathognomoniques, puisqu'elle existe souvent sans phthisie pulmonaire, et même sans aucune lésion organique. Cette dernière forme a été multipliée par les Anciens, mais les études modernes ont montré qu'elle est assez rare, et que l'hectique, regardée comme essentielle, n'est souvent que symptômatique. La véritable fièvre hectique essentielle se distingue par sa moins longue durée, et le plus souvent par l'absence de tout autre symptôme de maladie. Au contraire, l'hectique avec lésion organique a une durée indéterminée, elle est très-commune et présente ordinairement, même à son début, d'autres symptômes concomitants en dehors des altérations locales. Par conséquent, toutes les fois qu'on rencontre une fièvre hectique d'une certaine durée, il faut examiner s'il n'y a pas de lésion organique, et surtout de phthisie pulmonaire. Une question se présente ici, que nous n'avons pas abordée plus tôt pour ne pas entraver la marche descriptive des symptômes. L'hectique est-elle réellement et toujours symptômatique dans la phthisie pulmonaire? Dans une foule de cas, la phthisie pulmonaire est évidemment développée avant tout phénomène de fièvre hectique, celle-ci est donc symptomatique. Il ne peut y avoir de doute à cet égard. Mais il est des circonstances dans lesquelles la fièvre est le premier phénomène saisissable ; doit-on interpréter alors son apparition comme décélant la présence des tubercules, ou comme annonçant leur prochain développement? Nous avons posé, en principe, qu'il existe des fièvres hectiques essentielles ; ce fait n'a pas besoin de démonstrations. Sans recourir aux Anciens, que leur ignorance de l'anatomie pathologique pourrait faire regarder comme suspects en cette matière, il suffira de parcourir la thèse de Broussais et l'ouvrage de Trnka (1). Tous les cas cités comme étant des fièvres hectiques essentielles ne sont pas hors de contestation ; mais en retranchant ce qui est douteux, il en reste assez pour établir ce point de départ. Examinons maintenant si la fièvre hectique essentielle peut être suivie, et, si en effet, elle est suivie quelquefois de phthisie pulmonaire.

---

(1) Broussais (F.-J.-V.) *Recherches sur la fièvre hectique.* Thèse de Paris an IX, 1803, in-8°. — Trnka (Winceslas). *Historia febris hecticæ omnis ævi observata medica continens.* Vienne 1783. in-8°

Quel est son but? Evidemment ce n'est ni une œuvre de réparation ni une œuvre de réaction contre les causes destructives ; c'est, au contraire, un affaiblissement radical des forces vitales se traduisant par le marasme, le dépérissement de tout l'individu. Supposez maintenant que le malade atteint de fièvre hectique présente une disposition particulière, une prédisposition à la production d'une lésion organique, une infirmité relative de quelqu'organe, ne sera-t-il pas dans des condititions éminemment favorables au développement de cette lésion? Or, on sait que l'épuisement de l'individu le plus robuste, par excès de toutes sortes, peut le mener à la phthisie pulmonaire ; donc, par analogie, on peut bien admettre que le marasme, l'amaigrissement suite de fièvre hectique, mettent dans de bonnes conditions pour la production d'une lésion organique pulmonaire ; en un mot, qu'ils la précèdent. La possibilité du fait établie, il faut prouver son existence.

Qu'est-ce qu'une phthisie pulmonaire acquise, sinon une phthisie produite par les circonstances anti-hygiéniques chez un individu en qui l'influence héréditaire, la prédisposition et les autres causes innées n'existent pas? Ce mode de développement est très-fréquent ; on peut, à ce sujet, consulter avec fruit l'ouvrage de M. Fournet (1). Que trouve-t-on dans ce cas? Deux faits saillants : d'une part, fatigues physiques, peines morales, ali-

(1) *Recherch. cliniques sur l'auscult.*, p. 469 et suivantes.

mentation insuffisante, habitation mal aérée, excès vénériens, etc. : voilà la cause ; d'autre part, la tuberculisation du poumon : voilà l'effet. Croit-on que ces circonstances anti-hygiéniques puissent se traduire directement, sans gradation aucune, par la phthisie pulmonaire? Ne doit-il pas y avoir un fait intermédiaire ? Exposé aux fâcheuses influences que nous venons d'indiquer, l'individu bien portant voit d'abord diminuer ses forces ; il supporte plus difficilement les fatigues, se livre moins impunément à ses excès. La violence des passions l'entraîne, ou la fatalité de sa position l'enchaîne ; il ne change rien à son genre de vie. L'économie s'altère de plus en plus ; l'affaiblissement devient plus sensible ; la fièvre lente, fièvre hectique s'établit, et l'état du malade devient analogue à celui qui résulterait d'une prédisposition héréditaire ou innée. Le tubercule se développe. Ce n'est point là un tableau fait à plaisir ; pour constater son exactitude, il suffira de consulter, presque au hasard, dans l'ouvrage de M. Fournet, par exemple, les faits nombreux de phthisie acquise, racontés en détail et avec exactitude. On y trouve toujours ou presque toujours, à la suite des circonstances anti-hygiéniques, malaise général, faiblesse, langueur, état fébrile, amaigrissement précédant dès long temps les formations tuberculeuses. Ensuite, et quelquefois après un temps assez long, un accident quelconque vient fatiguer outre mesure les organes respiratoires et déterminer la phthisie pulmonaire. Souvent on voit que ces causes venant à disparaître, la santé revient ; elles renaissent, la santé s'affaiblit de nouveau (1) ; preuve nouvelle, s'il en était besoin, que dans ces cas on a vraiment affaire à une fièvre hectique simple, non compliquée de tubercules ; car s'il en existait déjà, la santé du malade ne se rétablirait pas ainsi. Lorsque la lésion est établie, la fièvre hectique cesse-t-elle ? Au contraire ; elle prend un caractère plus tranché, sa marche est plus rapide d'abord, mais bientôt elle se mêle à des symptômes qui lui sont étrangers, la fièvre péripneumonique, l'intermittente putride, etc. Est-ce à dire que l'hectique de la phthisie soit toujours essentielle ? Evidemment, non ; elle peut ne pas exister, elle peut coexister avec la lésion organique ou la suivre, et dans ces cas, la question est insoluble. Elle peut enfin se développer long temps avant toute lésion organique et en être une des causes. Il faut tenir compte de ces diverses circonstances pour le diagnostic de la phthisie.

Voici donc la valeur que paraît avoir la fièvre hectique, suivant ses combinaisons avec les autres symptômes :

Fièvre hectique sans autre signe, craintes graves ;

Fièvre hectique avec hémoptysie un peu abondante, phthisie pulmonaire ;

Fièvre hectique avec dyspnée, oppression de poitrine, toux, phthisie pulmonaire très-probable ;

Fièvre hectique précédée de la prédisposition héréditaire ou innée ou des causes qui engendrent la prédisposition acquise, phthisie pulmonaire très-probable.

(1) Fournet. *Recher. clini. sur l'auscult.*, p. 496, obs. V.

Enfin, tous ces signes réunis ensemble donnent la certitude de la phthisie pulmonaire.

On voit donc que sans les notions de l'auscultation, il n'est pas impossible d'en reconnaître la 1re période : car la fièvre hectique précède quelquefois l'invasion du tubercule, et dans ce cas le diagnostic est possible avant l'époque du développement de la lésion organique. D'autres fois, elle paraît en même temps que la lésion organique, et décèle sa présence avant la 2e période. Mais puisque, dans quelques cas, elle manque tout à fait ou n'apparaît que plus tard, il nous reste à examiner la valeur de quelques autres signes pour tâcher de suppléer à l'insuffisance de celui-ci.

La toux a une grande importance ; sa production indique une affection nerveuse ou une maladie des organes respiratoires. Une affection nerveuse marche avec un cortége de symptômes qui suffisent pour empêcher toute confusion. Restent donc toutes les maladies du système respiratoire. Dans la phthisie la toux est chronique ; voilà toutes les maladies aiguës mises de côté. Parmi les maladies chroniques, les affections catarrhales sont celles dont la toux a le plus d'analogie avec la toux phthisique, quoique les causes productrices soient bien différentes. La première est humide, accompagnée de crachats, la seconde est sèche dans la première période. Celle-ci s'accompagne d'une sensation de poids, de dyspnée, d'oppression sur la poitrine, qui manque dans celle-là, enfin, dans une période un peu plus avancée, la toux phthisique est suivie de vomissements. Il est d'autres affections chroniques du poumon dont la toux ne se distingue de celles de la phthisie que par la présence des crachats. Cette particularité suffirait pour établir un diagnostic différentiel, si elle était constante ; mais il est rare que les désordres du poumon, quels qu'ils soient, n'amènent pas un peu d'irritation, et par suite de sécrétion bronchique. La toux n'a donc qu'une valeur relative dans le diagnostic. Quand elle existe d'une manière chronique, elle indique une affection chronique des voies respiratoires et si elle vient s'ajouter à l'hémoptysie, on peut conclure à la présence de la phthisie. Si elle se complique de fièvre hectique seulement, il faut remonter aux antécédents, puisque la fièvre hectique peut être l'indice d'une autre lésion organique. Si elle est accompagnée de fièvre hectique et d'hémoptysie, la phthisie est certaine ; enfin, si la dyspnée, l'oppression et un sentiment particulier de fatigue de la poitrine viennent s'ajouter à la toux, la phthisie est au moins probable.

La seconde période nous offre les mêmes signes avec des caractères plus tranchés ou légèrement modifiés. Ainsi, la toux devient humide, les crachats sont purulents, etc., etc. Au reste, ce diagnostic présenterait peu de difficultés, si les symptômes n'avaient une ressemblance très-grande avec ceux du catarrhe pulmonaire et surtout de la pneumonie chronique, distinction difficile à établir si l'on s'en tient à la connaissance isolée de la deuxième période, mais qui devient possible lorsqu'on remonte plus haut, c'est-à-dire si l'on examine ce qui s'est passé dans la première période. C'est ce que nous venons de faire dans l'article précédent; et ce point de vue n'étant d'ailleurs pas contesté, l'analyse des symtômes, dans ces nouvelles conditions, ne ferait que nous exposer à des répétitions inutiles et fastidieuses.

D'après cet exposé rapide, on voit qu'il est inexact de prétendre que le diagnostic de la première période avait complétement échappé aux Anciens. Dans beaucoup de cas, il est vrai, il leur a été impossible de l'établir ; mais il en est quelques-uns qui se prêtent à ce travail d'analyse. Bien plus, et ceci au premier abord doit paraître un paradoxe, le diagnostic différentiel est plus facile, tout à fait au début de la phthisie, que vers la fin de la première ou dans la seconde période. En effet, les premiers signes ont été parfaitement appréciés, parce qu'ils sont peu ou point dominés par l'anatomie pathologique ; les Modernes n'ont eu rien à y ajouter, l'état local ne présentant à cette époque tout au plus qu'un élément de diagnostic insaisissable. Et s'il y a eu quelques erreurs de la part des Anciens, elles tiennent à la difficulté du sujet et non point à la négligence ou au manque d'études. Les confusions qu'on a pu faire portent plutôt sur la fin de la première période ou sur la seconde, car les maladies qui, à l'état chronique, ont quelque ressemblance avec la phthisie, en diffèrent trop à leur début, le plus souvent à forme aiguë, pour que l'on puisse s'y méprendre ; et lorsqu'elles sont plus avancées, elles ne peuvent plus être confondues qu'avec la deuxième période. De sorte qu'on est obligé d'accorder aux Anciens, au moins dans quelques cas, la connaissance du diagnostic de la première période, et d'avouer que les Modernes y ont ajouté seulement quelques probabilités dont la valeur augmente avec l'aggravation de la lésion anatomique.

## CHAPITRE V.

### PRONOSTIC ET CURABILITÉ.

Trois choses rendent fort graves le pronostic de la phthisie pulmonaire : sa nature, sa cause et l'ulcération du poumon (1), qui entraîne avec elle la fièvre hectique et la consomption. Toute phthisie idiopathique, c'est-à-dire dont le développement n'est pas sous l'influence de causes autres que la dyscrasie ou la diathèse, est essentiellement chronique (2).

Celle qui dépend de l'hérédité, rentre dans la même classe. Son pronostic est très-grave ; mais, par une sorte de compensation, si la cause qui la produit semble fatale, dans quelques cas du moins, la chronicité est portée si loin, que l'on a vu (3) des femmes, vivre avec cette affection, vingt, vingt-trois et même vingt-huit ans (4).

La phthisie provenant d'une mauvaise conformation de la poitrine, est tout aussi grave, parce que sa cause ne peut être modifiée par les ressources de l'art. D'après Morton, la contagion imprimerait à la maladie une marche plus aiguë, plus fatale, plus difficile à enrayer (5). Ce pronostic, qui semble en opposition avec

(1) Sennert. *Oper.*, T. I., *lib*, 2, *part.* 2, *cap.* 12.

(2) Mort., *loc. cit.*, p. 51.

(3) Bénédic. *Tabi. theat.* : *Qui phthisis indelebilem impressionem à parentibus susceperint, licet irresistibiles, sunt tamen diuturniores.*

(4) Ancienne, *lib.* 3, *tract.* 5, *cap.* *XVIII*, cité par Sennert.

(5) Morton, *Loc. cit.* p. 53.

celui de Boërhaave (*hereditaria omnium pessima*), s'explique très-bien par ce que nous avons dit plus haut. L'influence de la contagion est contestée, et les cas qu'on lui a attribués semblent se rapporter à l'hérédité compliquée des circonstances antihygiéniques, qui hâtent la marche de phthisie; de sorte que le pronostic de Morton se rapporte à une phthisie développée sous l'action de deux causes, toutes les deux très-puissantes.

La phthisie symptomatique ou celle qui provient plutôt d'un accident que d'une disposition interne primitive, présente quelques chances de guérison (1). Le printemps est la saison la plus favorable à son traitement, tandis que, l'hiver et l'automne, ne font qu'aggraver sa marche (2).

Dans la première période, tant que les tubercules n'ont pas de tendance à se ramollir, la guérison est possible; elle devient difficile et même désespérée, si l'ulcération est considérable et ancienne (3).

Le plus mauvais de tous les signes, c'est la colliquation, qui amène l'affaiblissement des forces et annonce une mort prochaine (4). Il y a alors crachats purulents, diarrhées, chute de cheveux, prodromes d'une terminaison fatale (5). Cependant, la mort n'arrive point, dit Galien, dans ses *Commentaires,* tant que les phthisiques peuvent, par l'expuition, débar-

(1) Morton, *loc. cit.*, p. 52.

(2) Hippoc., *Apho.* Sect. VII. Liv. III, 10e et 23e. Foës.

(3) Sennert. *loc. cit.*, T. I, p. 306.

(4) Morton, *loc. cit.*, p. 44-45.

(5) Hippoc., liv. 5, Sect. VII, aph. 11, p. 352. Foës.

rasser les poumons des matières qui s'y accumulent ; mais, dès que l'expectoration est suprimée, la vie s'éteint (1).

Le pronostic semblerait, au premier abord, résoudre le problème de la curabilité ; cependant, il n'a, dans le plus grand nombre des cas, qu'une valeur relative, et, dans les autres, il n'affirme rien, il n'offre que des probabilités. Ce n'est donc point un hors-d'œuvre de rechercher si la phthisie est curable : question à l'examen de laquelle les Anciens ont consacré des chapitres entiers ; c'est ainsi que Sennert, sous le titre : *An ulcera pulmonis sint sanabilia*, traite de la curabilité à la dernière période.

Malheureusement les faits probants ne sont pas nombreux. On ne marche qu'au moyen d'affirmations dénuées de preuves, mais qui se trouvent cependant justifiées par des études postérieures. Ainsi, Morton pose en principe, d'accord en cela avec M. Fournet, la possibilité de la curabilité au premier degré (2). Van-Swieten cite un cas de guérison au premier degré, exemple peu concluant, il est vrai, manquant de détails, mais qui constate l'opinion de ce grand maître (3). Barrère se range tout à fait à cet avis (4). Tous reconnaissent que les chances de guérison augmentent à mesure que l'on s'adresse à une période moins avan-

(1) Hippoc., liv. 6, Sect. VII, aph. 16, p. 358. Foës.

(2) Morton, *Loc. cit.*, p. 51.

(3) Ger. Van-Swieten, *Comment. loc. cit.* p. 71.

(4) *Obs. anat.* p. 124.

cée, et que si l'on attaque la prédisposition, comme dans l'exemple de Cicéron, il y a bien plus à espérer que lorsqu'il faut combattre tout à la fois et la lésion anatomique et la prédisposition.

Lorsque la phthisie est établie, la guérison est-elle encore possible? Si les tubercules sont à l'état cru, peut-elle s'obtenir par leur résorption? Envisagée de cette manière, la question n'a point été traitée, non que les faits aient complétement manqué, mais parce que leur valeur n'a pas été suffisamment comprise. C'est ainsi que l'on constate un arrêt de développement dans la marche progressive de la maladie, chez des femmes qui ont vécu 20 et 30 ans après la première invasion. De plus les autopsies montrent souvent répandue dans le poumon de la matière crétacée qui semble indiquer un travail de résorption. Une partie des faits a déjà été citée, les autres trouveront mieux leur place dans l'anatomie pathologique.

Cela ne veut point dire que la guérison consiste dans la disparition d'un tubercule, mais que cette disparition en est un des signes les plus frappants. Car, de même que la lésion locale se développe sous l'influence de la prédisposition, de même sa résorption ne peut s'effectuer qu'autant que cette prédisposition aura été modifiée.

Les exemples authentiques de guérison à la période d'ulcération nous manquent complétement, et cela doit être, puisqu'on regarde en général la phthisie comme incurable à cette époque. Que l'on ne croie pas que cela tient à quelqu'empêchement apporté aux fonctions du poumon, car Hippocrate (1) envisage comme mortelles les blessures du cerveau, du cœur, du diaphragme, des intestins grêles, de l'estomac et du foie, et parle de celles survenues au poumon en faisant une restriction à la gravité du pronostic : « La mort arrive, dit-il, si *in arteriam et pulmonem insignes valde plagæ inflictæ sunt, ita ut percusso pulmone, minor sit qui per os prodit spiritus, quam qui per vulnus excidit.* » Mais le véritable empêchement est ce vice intérieur qui préside à l'ulcère du poumon (2) et alors il arrive nécessairement l'une de ces deux choses : ou bien il faut promptement travailler à faire dessécher l'ulcère avant d'avoir combattu l'acrimonie des humeurs, c'est-à-dire la diathèse, ou bien il faut s'occuper de corriger l'acrimonie des humeurs et l'ulcère pendant ce temps devient incurable (3). Comparons, au contraire, ce qui se passe dans une plaie simple et nous ferons encore mieux ressortir la cause qui empêche la guérison : « Si un « abcès succède à une inflammation aiguë et franche, « lorsqu'il est arrivé à maturité on l'ouvre et on faci- « lite ainsi la sortie du pus ; une suppuration de bonne « nature s'établit dans les parois de la cavité et la fait « ainsi passer à la condition d'une plaie simple, et tan- « dis que les parois sont rapprochées par une légère « pression, la cicatrisation s'établit parfaitement ; mais « si des tubercules commencent à suppurer chez des

---

(1) Hipp. Liv. 6, sect. VII, *Apho.* 18, *De morbis*, lib. 1, sect. 5, p. 4. *Præn. coac.*, sect. II, p. 189. Foës.

(2) Galien, 5, *Meth. med.* cap. 8 et 14.

(3) Sennert. *Opera*, *loc. cit.* p. 306.

« scrofuleux, combien les opérations de la nature se « font avec lenteur, combien les tendances à la guérison sont faibles, combien sont hideuses, profondes, « irrégulières, les cicatrices ! Lorsque les ulcérations « naissent sur des membres scorbutiques, elles détruisent peu à peu les parties voisines, échappent à toutes « les ressources de l'art, si l'on ne peut changer l'acrimonie des humeurs. On comprend par là comment « il se fait que de grandes vomiques se guérissent si « souvent avec facilité, tandis qu'au contraire, il est « difficile d'amener à la guérison de petites vomiques, « suite de tubercules, et quand un tubercule semblable « entre en suppuration, la diathèse reste, ce qui fait « que le même mal peut renaître et que non-seulement « les parois de cette cavité ne se nettoient pas et ne « se consolident pas, mais fournissent un nouveau « pus (1). »

En résumé, la première partie de la première période offre des chances de guérison. La seconde laisse encore un peu d'espoir, qui s'évanouit dès que l'ulcération se déclare.

## CHAPITRE VI.

### ANATOMIE PATHOLOGIQUE.

On doit envisager, dans l'anatomie pathologique de la phthisie pulmonaire, la formation, le développement et les conséquences du tubercule.

§ I. Le mot *tubercule* remonte à une très-haute

---

(1) Ger. Van-Swieten, *Com. loc. cit.*, p. 57,

antiquité. On le voit répété plusieurs fois dans Hippocrate et Galien ; mais le Père de la médecine paraît l'avoir employé le plus souvent comme synonyme de tumeur, et avoir négligé ou méconnu le sens dans lequel nous l'acceptons aujourd'hui. Galien désigne, sous le nom de *tubercule cru*, une des phases d'évolution du tubercule pris dans le sens moderne. On peut dire, cependant, que ce n'est que dans le XVI^me^ et le XVII^me^ siècles, que la signification de ce mot commence à être déterminée d'une manière exacte. On le définit alors : une intumescence formée par l'abondance d'une sérosité coagulée, qui remplit les vésicules pulmonaires. C'est lui qui, dispersé çà et là dans le parenchyme pulmonaire, s'enflamme tôt ou tard, ulcère le poumon, amène à la consomption (1).

Au milieu de ces caractères un peu vagues, sur lesquels nous aurons à revenir plus tard, on remarque déjà la localisation du tubercule dans les vésicules pulmonaires, opinion soutenue par MM. Cruveilhier et Magendie (2) ; mais là ne doivent point s'arrêter nos recherches. Étudions le tubercule dans ses diverses phases.

*Premier degré.* Il y a d'abord infarction du poumon causée par la sérosité du sang sécrétée abondamment en ce lieu (3). Cette infarction, ou premier degré, semble n'être autre chose que l'infiltration gélatiforme de

---

(1) Rich. Mort. *Opera*, t. I, préf., p. 2.

(2) *Diction. de méd.* en 15 vol. Articl. *Phthis.*, t. XIII, p. 28.

(3) Rich. Mort. T. I, p. 28.

Laënnec (1), ou le plasma liquide, cystoblastême de Vogel (2).

De ces quelques mots on peut conclure que le premier degré de la tuberculisation se présente sous forme liquide ; que ce liquide provient de la sérosité du sang; que le tubercule n'est pas une transformation de tissu, mais un produit nouveau; qu'il n'est point formé de toute pièce, et qu'il n'existe pas, pour sa formation, un organe sécrétant particulier.

*Deuxième degré.* C'est au milieu de cette matière liquide que doit se former le tubercule cru de Galien (3); la matière sablée de Willis (4), signalée aussi par Van-Swieten chez un militaire dont Barrère fit l'autopsie (5), et enfin, le tubercule miliaire, ainsi nommé à cause de la petitesse de son volume et de sa forme, semblable à celui d'un grain de millet (6).

La matière sablée ne semble autre chose que la granulation miliaire décrite par Bayle, et qu'il distingue mal à propos du tubercule. Ces productions accidentelles sont toujours diaphanes ou demi-transparentes, incolores ou légèrement grisâtres comme le sable. Le tubercule miliaire, quoique décrit d'une manière incomplète, est bien le véritable tubercule que nous désignons par ce nom ; il ne saurait y avoir de doute à cet égard ; et le tubercule cru de Galien,

(1) Laënnec. *Trait. d'auscultat. med.*, t. II, p. 30, 4e édit.

(2) Vogel. *Trait. d'anat. pathol. gén.*, p. 240.

(3) Mort. *Loc. cit.*, p. 28.

(4) Willis *opera, loc. cit.* t. II, 2e par., sect. I, c. VI, p. 45.

(5) Ger. Van-Swieten. *Comment.*, t. IV, p. 54.

(6) Bonet. *Sepulchret. anato.* T. I, p. 403

que l'on trouve désigné dans une foule d'auteurs sans autre dénomination, n'est autre chose que le tubercule ordinaire arrivé à son évolution complète et non encore ramolli.

Ces tubercules, dont le siége d'élection sera établi plus tard, présentent un développement variable; tantôt ils ont une dimension extrêmement petite, tantôt au contraire ils atteignent un volume considérable. Ainsi, Morgagni (1) trouva chez un enfant, au sommet du poumon droit, vers la clavicule, une de ces productions pathologiques, qui était grosse comme une noix. Ces tubercules peuvent se ramollir, ils peuvent tendre à la guérison ou être rejetés au-dehors; lorsqu'ils se ramollissent, ils contiennent une matière grasse (2), blanche, grise ou pultacée, plus ou moins consistante. Ils sont entourés d'un pus tenu et d'une matière grasse ressemblant à du fromage ou à de la chaux dissoute dans de l'eau. Si, au contraire, la résorption tend à se faire, on trouve dans le poumon des corps durs, rudes au toucher et comme de la matière crétacée (3), de petites pierres friables, d'aspect et de consistance semblables à ceux du fromage très-vieux (4), des calculs variés, irréguliers, qui, desséchés, présentent, comme les éponges, une multitude de pertuis (5); ce sont encore des calculs, *gypseæ pituitæ duritiæ* (6).

---

(1) Morgagni. *De sedibus et causis morb.*, t. I, lett. I, § 2.

(2) Gerar. Van-Swiet. *Comment.*, t. IV, p. 53.

(3) De Haën, *Rat. medend., part. II, cap. XI.*

(4) Salmuth. *Cent,* 1, *obser.* 7, cité par Bonet, t. I, p. 404.

(5) Téop. Boneti. *Sepulch. anatomi., t. I, p.* 404.

(6) Fernel, *Pathol.* liv. V, chap. 10. 1645.

Quelquefois des tubercules sont rejetés à la suite d'efforts de toux ; ils ont tantôt la grosseur d'un grain d'orge, tantôt celle d'un pois (1), et leur expuition peut être regardée comme un mode heureux de terminaison.

*Troisième degré*. Lorsque le tubercule se ramollit, il se passe autour de lui des phénomènes très-importants. Les parties environnantes du poumon s'altèrent et se changent en abcès (2). Ces derniers sont le plus souvent désignés sous le nom de *vomiques*. Ainsi Van-Swieten, suppléant à l'oubli vraiment inexplicable de son maître Boërhaave, qui ne nomme pas une seule fois le tubercule, signale les vomiques qui se forment dans la plupart des maladies inflammatoires et celles qui résultent de la phthisie, sans établir de différence entre les unes et les autres ; il explique cependant comment se développent les secondes. « Souvent, dit-il, les tubercules naissent, supurent, sont excrétés et détruisent le poumon ; mais si plusieurs tubercules se trouvent au voisinage l'un de l'autre et qu'ils tardent à se rompre, ils peuvent former une grande vomique. (3) » Voilà la formation de ce que nous désignons sous le nom d'*abcès*, ou mieux sous celui de *caverne*. La distinction ne s'arrête point là ; elle est plus tranchée et mieux appréciée sous le rapport pratique. La vomique, suite de pleurésie et de pneumonie, n'est point

(1) Fernel, *Pathologie*, l. V, ch. 10. — Morgagni, *de signis*, 15e *lettre*, t. I, p. 310, édit. de l'*Encyclop*.

(2) Morton. *Loco cit.*, p. 28.

(3) Ger. Van-Swiet. *Comment*. T. IV, p. 56.

sans danger, mais l'accumulation du pus autour de petits tubercules, formant de petites vomiques, est bien plus à redouter (1). Mead signale aussi comme les plus dangereuses les petites ulcérations, et l'on vient de voir ce qu'il faut entendre par ces petites ulcérations ou vomiques (2). Hippocrate avait déjà établi cette distinction si importante. Les vomiques de ceux atteints de pleurésie ou de pneumonie peuvent se guérir ; celles au contraire qui ne surviennent pas après une grande inflammation, mais par toute autre cause, si elles sont petites, sont très-dangereuses (3).

Ainsi, en résumé, la vomique n'est souvent pas autre chose que la caverne : ce qui est prouvé par la rareté de la vomique dans la substance pulmonaire, qui contraste avec la fréquence de la caverne ; par le siége de la vomique ; par sa concomitance avec le tubercule dans le poumon, et, enfin, par le volume de cette collection de pus.

Pour ne laisser aucun doute à cet égard, voici maintenant la caverne désignée par son véritable nom et décrite par ses véritables caractères :

Une fois que les tubercules se sont ramollis, il se forme dans le poumon une ou plusieurs petites fosses ou cavernes (4). Quelquefois cette caverne, de la grosseur d'une noisette, est unique ; d'autres fois, on en

(1) Ger. Van-Swieten. *Comment.*, *p.* 57, *t.* 4.

(2) Mead. *Monit. et præcept. medi. cap. I, sect. X.*

(3) Hippocr. *De locis in homine*, *cap. VII*, *t. VII*, *p.* 366. Chartier, cité par Van-Swieten.

(4) Willis. *Loc. cit.*, p. 48.

trouve deux : leurs parois sont formées de callosités qui les entourent de toutes parts, de sorte que les matières qui s'y rassemblent ne sont pas transportées dans la masse de sang, mais sont rejetées au-dehors. Elles ne sont guère autre chose que du pus (1) fourni par les parois de la caverne (2), et qui s'échappe par les bronches, dont les extrémités aboutissant à ces cavités sont dilatées (3). Leur présence détermine la production de râles sibilants et ronflants, qui se produisent principalement pendant le sommeil (4).

Ce pus et cette sanie ont été produits, dans quelques circonstances, si abondamment, qu'un poumon entier aurait été détruit ; et l'on ne peut expliquer ce fait par un épanchement pleural qui aurait refoulé la plèvre et le poumon, puisqu'après avoir ouvert le thorax, on a trouvé une pellicule, probablement la plèvre, qu'il fallait rompre pour pénétrer dans le foyer purulent (5).

La lésion des autres organes offre beaucoup moins d'intérêt. Cependant, il est bon de signaler la présence des tubercules dans la plèvre et les fausses membranes, présence plutôt entrevue qu'indiquée. Chez une jeune fille, dont le poumon droit était rempli de tubercules, la plèvre du côté opposé était très-épaissie et inégale par intervalles (6).

---

(1) Willis. *Loc. cit.*, p. 48.

(2) Bonet. *Sepulchretum anatomicum*, p. 547.

(3) *Id.* *Id.* p. 551.

(4) Bonet. *Loc. cit.*, p. 547.

(5) Frid. Lossius, *lib. II, Obs. XI*, cité par Bonet, p. 566.

(6) O. Heurnius, *Obser. XVII* ; Bonet, p. 55 ; — et *Obser.*, dont les détails sont donnés plus haut. Chap. II., p. 23.

Les tubercules se retrouvent dans le mésentère, dans la partie concave du foie et dans la rate (1).

Les autres lésions, qu'il est inutile d'énumérer, se rapportent plutôt aux conséquences de la phthisie, qu'à la phthisie elle-même.

§ II. *Siége de la phthisie.* — Cette question importante qui se rattache aux signes diagnostiques, ne doit pas être oubliée, quoiqu'elle ait reçu peu de lumières par les travaux des anciens. On trouve, dans leurs ouvrages, des tubercules et des cavernes signalés à tous les points du poumon. Le siége d'élection est quelquefois précisé; mais ce qui semble leur avoir échappé, c'est la constance de ce siége. Les cavernes étaient situées au sommet du poumon chez un septuagénaire mort d'une phthisie survenue depuis qu'il vivait aux galères (2). Un ulcère monstrueux, de grandeur à recevoir le poing, était au sommet de chaque poumon, chez le fils d'un genevois, mort de phthisie (3). Chez un autre malade, dont l'observation est rapportée par Alardus Hermanus (4), une ulcération assez ample apparaissait dans les parties supérieures de l'organe respiratoire, et Sylvius avait observé de pareilles cavités chez les phthisiques. Ce fait n'avait point passé inaperçu pour Morton, qui

(1) Giova. Mich. Gallo., *Dell'uso del latte*, T. II., p. 29, cité par V.-Swieten, T. IV, p. 92.

(2) Bonet, *Sepulc. anat.*, T. I., p. 556.

(3) Bonet, *Sepulc. anat.*, T. I, p. 564.

(4) Bonet, *Sepulc. anat.*

signale (1) une seule ulcération au sommet du poumon, chez quelques phthisiques.

Morgagni a vu aussi des ulcères situés à la partie supérieure de cet organe (2). L'investigation a été poussée plus loin, et l'on a signalé, dans cette région, non plus seulement des cavernes, mais les tubercules même. A l'autopsie d'un enfant mort de phthisie héréditaire, on trouva au sommet du poumon droit, vers la clavicule, un tubercule presque de la grosseur d'une noix. Le poumon gauche était adhérent à la plèvre dorsale (3).

Enfin, Valsalva avait remarqué que chez tous les phthisiques soumis à son étude, l'ulcère et la lésion du poumon existaient constamment à la partie supérieure; d'où il avait conclu que cette région est le siége d'élection de la phthisie tuberculeuse (4).

## DEUXIÈME PARTIE.

En lisant cet aperçu rapide, on se demande comment notre siècle a pu revendiquer pour lui seul, à l'exclusion des temps antérieurs, une étude qu'on trouve déjà si avancée dans les ouvrages de nos devanciers. Si maintenant nous voulons faire de ce travail une expression plus exacte de la science moderne, nous aurons peu à faire, et il sera désormais inutile de recommencer

(1) Morton, *loc. cit.*, p. 113.

(2) Jon.-Bapt. Morgagni, *Epistola anatom. IX*, § 10.

(3) Morg., *De sedibus et causis morborum*, *Lettre* 1re, § 2.

(4) Morgagni, *De sedibus et causis morborum*, 22e *Lettre*, § 14.

à grands frais de longues et laborieuses recherches. Éclairer quelques points obscurs, en compléter quelques autres, exposer enfin les résultats de la belle découverte qui est l'apanage de notre époque; voilà ce que nous devons faire dans cette seconde partie.

## CHAPITRE PREMIER.

### DÉFINITION.

S'il nous a fallu pousser peut-être un peu loin l'analyse pour trouver, dans les définitions des Anciens, la présence du tubercule, il n'en sera pas de même chez les Modernes : ici, au contraire, la lésion anatomique joue un rôle beaucoup trop important, que nous sommes obligé de restreindre.

Une définition, qui se rapproche de celles que nous avons déjà citées, forme la transition entre l'École anatomique et les Anciens. « La phthisie, dit Bayle, est toute lésion du poumon, qui, livrée à elle-même, produit une désorganisation progressive de ce viscère, à la suite de laquelle surviennent son ulcération et enfin la mort (1). » Cette lésion se résume dans une production organique particulière, nommée *tubercule* (2), cause et caractère essentiel de la phthisie (3). On voit que le point de vue anatomique domine et qu'il absorbe tout le reste. Aussi, le tubercule est-il parfaitement

(1) Bayle. *Phthisie pulmonaire*, p. 362. Édit. de l'*Encycl.*

(2) Laënnec. *Trait. d'auscul. médiat.*, t. II, p. 12. Édit. 1837.

(3) Louis. *Diction. en* 30., art. *Phthisie*, t. XXIV, p. 300; ou *Recher. d'anat. patholog. sur la phthisie*, p. 2.

étudié et reconnu non-seulement comme la seule production, résultat de la phthisie, mais même comme sa cause et son caractère essentiel. Cependant, à moins d'être aveuglé par l'esprit de système, on doit reconnaître qu'il y a dans cette affection autre chose qu'une légion anatomique. Aussi M. Fournet, tout en n'admettant qu'une seule espèce de phthisie, se tient dans une sage réserve, lorsqu'il dit : « La matière tu-« berculeuse ne se dépose dans un organe que pos-« térieurement à certaines conditions organiques qui « prédisposent aux formations tuberculeuses, et sous « l'influence de causes excitantes, quelquefois appré-« ciables, quelquefois non, qui mettent en jeu la pré-« disposition générale, et en concentrent momentané-« ment les effets sur une partie déterminée, ordinai-« rement les poumons. Quelques faits particuliers « tendent, il est vrai, à faire penser que les tuber-« cules peuvent se former dans les poumons en l'ab-« sence de la cachexie tuberculeuse générale ; que « l'affection peut être locale dans son principe et ne « devenir générale que par suite de l'extension à tout « l'organisme des conditions de nutrition développées « sur un seul organe. Mais ces faits sont trop peu « nombreux comparativement aux autres, pour rien « changer au principe général que je viens d'expo-« ser (1). »

En résumé, tout en tenant compte des conditions organiques, qui prédisposent aux formations tuberculeuses, et sans oublier la lésion locale, on peut définir

---

(1) Fournet. *Recherch. cliniq. sur l'auscult.*, p. 460.

la phthisie pulmonaire *un état général de l'économie, sous l'influence duquel le malade, marchant à la consomption et à la mort, voit se développer dans les poumons une production organique désignée sous le nom de* tubercule.

## CHAPITRE II.

### DES CAUSES.

On peut reprocher au commencement de ce siècle d'avoir apporté peu de soins à l'étude des causes. Les tendances de l'époque se sont révélées en entier. On a étudié surtout les modifications de l'état local ; l'état général, la véritable étiologie a été négligée. Il faut arriver jusqu'à ces dernières années pour retrouver ce sujet envisagé dans toute son étendue, et tel a été l'oubli des travaux des temps antérieurs, que les ouvrages récents faits dans ce but semblent réclamer comme une découverte, ce qui, en réalité, n'a le plus souvent d'autre mérite que la nouveauté de la forme.

De longues pages sont consacrées à des discussions quelquefois oiseuses, souvent irritantes qui empêchent de chercher et de voir la vérité (1). La question de l'inflammation y joue le rôle principal. Pendant que les uns nient son influence, en tâchant d'établir que le tubercule n'est point un produit de l'inflammation,

(1) Broussais. *Examen des doctrines,* t. IV, édit. de 1834. Art. Laënnec.

qu'il n'a aucune analogie avec le pus (1) ; les autres font de l'irritation la cause essentielle, indispensable de la tuberculisation. Sous une température froide le tubercule peut se produire, parce que le froid est une cause d'irritation ; le catarrhe est suivi de tubercules, parce que le catarrhe produit l'irritation ou qu'il est l'irritation elle-même. L'irritation est le phénomène nécessaire sans lequel le tubercule ne peut se produire ; aussi les médecins qui traitent leurs malades par les anti-phlogistiques, ont peu de phthisiques, et Broussais affirme, que, si quelqu'un des siens est tombé dans cet état, il n'a, lui Broussais, qu'à se reprocher son trop de timidité dans le commencement de sa pratique ou l'indocilité du malade (2).

Ces luttes ont eu cependant pour résultat incontestable l'étude mieux suivie de l'influence du catarrhe, de la pleurésie et de la pneumonie sur le développement de la phthisie ; étude, il faut le dire, restée incomplète chez les Anciens. Broussais fait entrer au nombre des causes de la phthisie ces trois formes de maladies des voies respiratoires, Laënnec les rejette. Tous les deux nous semblent avoir été dans l'erreur : Broussais, en ce qu'il les accuse de provoquer la sécrétion tuberculeuse uniquement par l'inflammation ; Laënnec, en ce que, rejetant cette théorie, il dépasse le but et raie impitoyablement ces trois faits du rang des causes. L'un, en niant l'influence de l'irritation, n'aurait pas dû comprendre dans son exclusion la pleu-

(1) Laënnec. *Trait. d'auscult. méd.*, t. II, p. 70.

(2) Broussais. *Examen des doctrines*, t. IV, p. 123.

résie, la pneumonie et le catarrhe; l'autre, tout en admettant l'action de ces trois maladies, aurait dû y voir autre chose que l'irritation.

En effet, si l'irritation seule peut, indépendamment de toute autre cause, former la matière tuberculeuse, cette dernière devrait se développer dans le lieu même de l'irritation ou non loin d'elle, et l'on pourrait suivre sa propagation à travers les tissus. En est-il ainsi dans le catarrhe pulmonaire, par exemple? La chronicité de la phthisie, sa marche ressemblant quelquefois dans le début, au catarrhe pulmonaire, l'état inflammatoire d'une partie des bronches, tout cela a pu faire regarder le tubercule comme survenu à la suite de l'irritation occasionnée par le catarrhe pulmonaire. Mais précisément à cause de cette ressemblance au début, il est extrêmement difficile de reconnaître si la toux et autres symptômes sont l'indice de tubercules déjà existants ou s'ils annoncent leur éruption prochaine. Toujours est-il que, dans de nombreux cas d'autopsie, on trouve les bronches saines près des tubercules crus ou des matières grises demi-transparentes, et s'il y a de la rougeur dans celles qui communiquent avec les masses tuberculeuses, cette rougeur est l'effet du passage de la matière contenue dans les excavations, et chez les individus qui portent des tubercules crus ou des granulations grises dans les poumons et qui succombent à une affection différente de la phthisie, on trouve les bronches parfaitement saines. (1).

(1) Louis. *Traité de la phthisie*, p. 531.

Passons à la pleurésie et à la pneumonie. Sans pousser l'exigence aussi loin que Laënnec et sans demander, comme lui, que l'on démontre, le scalpel à la main, toutes les traces du passage de ces deux maladies à la phthisie, ne faudrait-il pas au moins, pour admettre que le tubercule est l'effet direct d'une de ces affections, qu'il se développât au siége de la maladie ou dans son voisinage? Il n'en est point ainsi. La pneumonie et la pleurésie marchent le plus souvent de la base au sommet, les tubercules pulmonaires du sommet à la base. La péripneumonie et la pleurésie occupent rarement les deux côtés, les tubercules occupent presque toujours les deux poumons. Le tubercule est moins fréquent chez l'homme que chez la femme, c'est l'inverse pour la pneumonie et pour la pleurésie. Et, en supposant même que le tubercule se dépose au milieu des produits de l'iuflammation, faudrait-il en conclure qu'il en est le résultat? Comment expliquer alors que, dans les cas si nombreux où l'inflammation a un siége extérieur, on ne lui voie jamais fournir ce genre de production? Il n'est donc rien moins que prouvé que l'irritation ou l'inflammation puisse à elle seule former le tubercule. Et cependant, on voit la phthisie se développer à la suite de la pleurésie, de la pneumonie et même du catarrhe. On pourrait contester à ces maladies l'inflammation comme caractère constant, et ne voir souvent en elles que des mouvements fluxionnaires de nature catarrhale ou autres; mais il n'est pas même nécessaire d'avoir recours à cette interprétation pour concevoir leur action à l'exclusion de l'inflammation.

Nous savons que les causes générales antihygiéniques peuvent produire la prédisposition au tubercule et l'engendrer par le trouble apporté dans les principales fonctions et surtout dans celles de nutrition et de circulation. Ce fait une fois admis, ne peut-on pas concevoir qu'une pleurésie, par exemple, répétée ou passée à l'état chronique, perturbe ces deux fonctions pendant assez long temps pour déterminer a prédisposition aux formations tuberculeuses? Cette prédisposition une fois établie, réagit à son tour sur le poumon, qui loin d'être irrité, est dans un état de débilité extrême, comprimé, gêné dans son expansion, manquant de sucs, et y produit le tubercule pulmonaire.

Il est des cas où, sans prédisposition reconnue, on voit des tubercules se développer dans les fausses membranes de la périphérie du poumon, c'est-à-dire, dans les produits de l'inflammation et non point à cause de l'inflammation. Est-ce à dire qu'il n'y ait pas alors de prédisposition antérieure? Evidemment non, car si l'inflammation était seule agent créateur, elle fournirait ses produits ordinaires, du pus, de la lymphe, des fausses membranes et non point des tubercules. Si, au contraire, toute latente qu'elle est, la prédisposition existe, elle s'emparera de ces fausses membranes et y jettera ses produits que l'inflammation serait inhabile à former. Tout ce qu'on peut accorder, c'est que cette prédisposition est dans quelques cas primitivement locale. Et voici comment: en s'opposant au libre exercice de l'une des principales fonctions de l'économie, la fausse membrane pleurétique entraîne dans la nutrition partielle de l'organe des désordres qui le prédisposent à l'affection tuberculeuse, et la persistance des causes perturbatrices de la fonction respiratoire et de la nutrition locale transforment en fait morbide cette prédisposition limitée, qui peut à son tour réagir sur l'économie et engendrer la prédisposition dans la véritable acception du mot.

Si les maladies dont nous venons de parler et auxquelles nous pouvons ajouter par les mêmes raisons l'emphysème, l'œdème et la congestion active du poumon déterminent la production du tubercule, à plus forte raison sont-elles capables d'accélérer sa marche ; et nous arrivons ainsi, avec M. Fournet (1), aux conclusions suivantes :

1° Souvent la pleurésie, la bronchite, la pneumonie, la congestion active du poumon, l'emphysème et l'œdème peuvent être regardés comme effets d'un travail de tuberculisation déjà commencé ;

2° Ces maladies sont quelquefois causes accélératrices de ce travail ;

3° Elles sont causes excitantes ou occasionnelles, le malade y étant prédisposé par sa constitution primitive, mais jamais causes formatrices directes, en ce sens que la sécrétion tuberculeuse serait un produit de l'inflammation.

Deux mots maintenant sur l'influence des fièvres intermittentes et des effluves marécageux sur la production de la phthisie :

M. Boudin a voulu établir une sorte de loi d'anta-

---

(1) *Rech. cliniq. sur l'auscult.*, p. 545.

gonisme (1) par laquelle les fièvres intermittentes endémiques excluraient la phthisie. Il appuie cette assertion sur des chiffres nombreux ; malheureusement la statistique se prête avec complaisance à tout ce que l'on veut ; son exactitude est plus apparente que réelle ; et de toutes les sciences, celle qui semblerait devoir donner le plus de certitude, est celle qui promet le plus et qui donne le moins. — Ainsi, dans la question actuelle, une seule observation renverse par sa base tout le travail de M. Boudin, c'est que la plupart de ses relevés ont été pris sur des militaires malades. Or, on sait que les militaires forment une population choisie, chez laquelle on doit rencontrer plus de fièvres intermittentes que de phthisies, par une raison bien simple : c'est que les premiers symptômes de cette dernière affection amènent une réforme. D'ailleurs, il suffit de quelques faits et même d'un seul bien prouvé pour infirmer la valeur de cette loi. M. Gintrac s'est chargé de le fournir, car il avance, appuyé à son tour sur des chiffres, que les diverses communes du Médoc, les plus fécondes en fièvres intermittentes, sont aussi celles qui fournissent le plus de phthisiques (2). L'assertion de M. Boudin, élevée au rang de loi, est donc trop absolue ; cependant le nombre des observateurs qui se sont rangés à son avis, nous fait penser qu'en effet il existe moins de phthisies dans les pays marécageux, non par une raison d'antagonisme, mais

(1) *Essai de géographie médicale dans le bulletin de la société royale de méd.*, p. 89, N° 1 et 2. 1843.

(2) *Gazet. méd.*, p. 651, année 1843.

parce que les fièvres intermittentes se chargent d'enlever, à un âge peu avancé, cette partie détériorée de la population qui se serait le plus prêtée au développement de l'affection tuberculeuse.

## CHAPITRE III.

### DIAGNOSTIC.

§. I. Il est trois moyens d'investigation qui, mis en pratique à des époques diverses, sont cependant employés aujourd'hui simultanément, et dont nous avons dû réserver l'appréciation. Ce sont : la mensuration, la percussion et l'auscultation.

L'usage de la mensuration et de l'inspection datent de fort loin, et l'on a vu les Anciens s'occuper de la forme et même des diamètres de la poitrine ; mais ce procédé de diagnostic n'a été élevé au rang de méthode que dans le XIXe siècle.

Il en est de même de la percussion qui, appliquée aux maladies de poitrine par Awenbrugger, n'a été vulgarisée qu'à partir de la découverte de Laënnec (1).

L'auscultation est venue à son tour apporter son contingent ; l'importance de ce moyen nous engage à consacrer quelques lignes à son historique. L'idée d'appliquer l'oreille sur la poitrine n'est pas nouvelle,

(1) Hippocrate *De morb. vulg.*, l. VII, s. VII, p. 212, mentionne la *palpation :*

πνεῦμα πρὸς χεῖρα πονηρὸν, οὐ πυκνὸν, οὐδὲ μέγα.

*Respiratio quæ ad manum est prava, non crebra, neque magna* et Laënnec lui-même a signalé tel passage d'Hippocrate où l'on a cru en trouver le germe ; mais, ce dont on ne ne s'est peut-être pas assez occupé, c'est de savoir jusqu'où ce grand maître avait poussé ses investigations. Essayons de jeter un peu de lumière sur ce point. Le passage, cité par Laënnec et reproduit après lui, est le suivant : καὶ ἢν πολλὸν χρόνον προσέχων τὸ οὖς πρὸς τὰ πλευρὰ ἀκουάσῃ (1) : si, appliquant l'oreille au devant des côtés, tu écoutes.

On ne peut de cette portion de texte induire rigoureusement qu'Hippocrate appliquait immédiatement l'oreille sur la poitrine, car προσεχων ne signifie pas nécessairement *appliquer*, προσεχειν τον νουν, *appliquer son esprit*, *avancer*, *attacher*, *écouter* ; προσεχων το ους *appliquant son esprit à écouter*, plutôt que *apptiquant l'oreille*. Cependant, d'autres textes plus positifs donnent le droit d'interpréter celui-ci dans le sens qu'on lui donne ordinairement. Le suivant entre autres, fait penser qu'Hippocrate n'avait pas laissé échapper ainsi un mot sans conséquence.

αὐτὸς δὲ σεῖε τοῦτον τὸ οὖς παράβαλλων ἐς τὰς πλευράς (2) : secoue-le toi-même en appliquant l'oreille sur les côtés. Ici, le doute n'est plus possible ; παραβάλλων τὸ οὖς ne peut s'entendre autrement que d'une application immédiate de l'oreille. En effet (3), il parle encore de pleurésie, de succussion, d'auscultation (ἀκροάζεσθαι) ; il ajoute : Mais

(1) Hippocrate. *De morbis*, liv. II, sect. V, p. 41. Foës.

(2) Hippocrate. *De morbis*, sect. V, p. 54. Foës.

(3) Hipp. *Oper. cit.*, p. 34.

si à cause de l'embonpoint (παχεος) ou du trop-plein (πληθεος) aucun bruit ne retentit (μη ψοφέη), etc. L'embonpoint modifie singulièrement l'auscultation immédiate des bruits intra-thoraciques; mais la fluctuation, qui peut être entendue à distance, serait certainement perçue malgré l'embonpoint.

Il est donc certain que le Père de la médecine appliquait l'oreille sur la poitrine. Est-ce tout, et ne tirait-il aucun parti de ce procédé? c'est ce que nous allons voir par l'étude de quelques autres passages ; et d'abord complétons le premier de ces textes que nous avons présenté tronqué.

Καὶ ἢν πολλὸν χρόνον προσέχων τὸ οὖς ἀκουάσῃ πρός τὰ πλευρά ὄζει ἔσωθεν οἷον ὄξος : si, appliquant pendant long temps l'oreille, tu écoutes en avant des côtés, il sent (*olet*) comme du vinaigre. Ce passage, ainsi donné par Foës, n'a aucun sens ; évidemment il n'a pas été compris. Quel rapport peut-il y avoir entre l'oreille et l'odorat? S'il fallait s'avancer pour sentir, Hippocrate aurait-il conseillé d'écouter? D'ailleurs, il n'est pas ainsi interprété par tous les commentateurs ; et Cornarius, probablement d'après les Manuscrits du Vatican, lit à la place d'οζει, ζεει, *bouillonner*, et cela, assurément, sans but prémédité : car Cornarius n'en sait pas plus que Foës sur l'auscultation. De plus, οξος ne signifie pas seulement *vinaigre*, mais *vin qui s'aigrit*. On a donc : si, appliquant l'oreille, tu écoutes, il bouillonne en dedans comme du vin qui s'aigrit. On est d'autant plus autorisé à admettre cette version, que ce texte est suivi d'un autre qui signale d'une manière positive un second phénomène de l'auscultation : τρίζει τὸ αἷμα οἷον μάσθλης καὶ τὴν πνοιὴν ἐπέχει (1).

Le sang τριζει, crie, grince ou murmure comme un cuir et arrête la respiration. Foës est fort embarrassé, il croit ce passage altéré et il voudrait avec Galien ajouter θερμης à μασθλης, *une peau chaude*, probablement un cuir qui échauffé décrépite ; cette addition n'est pas nécessaire, le texte d'Hippocrate présente un sens complet τρίζει οἱὸν μάσθλης, *crie comme un cuir*, veut dire : crie comme un cuir que l'on met dans des conditions propres à faire du bruit, c'est-à-dire, qu'on froisse. Calvus veut remplacer μασθλης par ζυμη, *levain*, et μαζη, *galette*. La galette qui lève produit une sorte de crépitation. C'est donc toujours un bruit particulier entendu dans la poitrine et offert par Hippocrate comme moyen de diagnostic.

Une remarque intéressante doit encore trouver ici sa place, c'est que sans forcer le sens des textes, on trouve dans Hippocrate et en particulier dans les curieuses observations racontées par lui (2), tous les râles buccaux, pharyngiens, trachéaux, pulmonaires et jusqu'à l'altération qu'on ne peut guère interpréter qu'en rappelant la découverte de Jackson sur les rapports des deux bruits respiratoires, τὰ πνεύματα τοῖσι φθινώδεσι τὰ ἄσημα, κακόν (3) : la respiration des phthisiques obscure, mauvais. Qu'est-ce qui est obscur dans cette maladie? c'est l'inspiration. Si nous trouvions maintenant

(1) *De morbis*, l. II, sect. V, p. 40. Foës.

(2) *De morbis vulg.*, lib. VII.

(3) *De morbis vulg.*, lib. VII. Foës p. 290.

signalé le bruit inspiratoire comme ayant changé de rapport avec le bruit expiratoire, il semble qu'il ne pourrait plus y avoir de doutes.

A la suite d'un paragraphe important à méditer et qui commence par le pronostic de la respiration petite, froide, fébrile et fuligineuse, viennent deux phrases sur l'expiration et sur l'inspiration toutes deux fort remarquables : Καὶ τό μέγα ἔξω πνεόμενον, σμικρόν δὲ ἔισω, καὶ τό μικρόν ἔξω, μέγα δὲ ἔισω, sous-entendu θανασιμον qui est dans la phrase précédente (1) : une grande respiration en dehors, c'est-à-dire une grande expiration, une petite respiration en dedans, c'est-à-dire une petite inspiration, mortel ; une petite respiration en dehors et une grande respiration en dedans, mortel. Voilà certainement les deux phénomènes inspiratoire et expiratoire dévoilés avec l'appréciation générale de leurs changements de rapport. Si on se souvient qu'il est positif qu'Hippocrate appliquait l'oreille sur la poitrine, on se demande s'il est possible de lui refuser la connaissance de ces bruits et si l'on doit croire qu'il n'a fait que signaler des bruits trachéaux perceptibles à distance.

De ce qu'on vient de lire, n'est-on pas en droit de conclure que si l'on avait médité avec soin les écrits du Père de la médecine, l'esprit inquiet et désireux de produire de notre siècle, n'aurait pas eu besoin d'avoir recours au hasard pour doter la science d'une de nos plus

(1) *Coac. prænot.* 260, p. 145. Trad. de Foës : *et magnus quoque foras expiratus, parvus vero intro, et parvus foras, magnus vero intro.*

belles découvertes. Les commentateurs et les adeptes d'Hippocrate ont eux-mêmes laissé échapper le sens de ces mots si précieux, ils ne les ont pas compris, et c'est à peine si de loin en loin on aperçoit dans leurs écrits quelques jalons indiquant que la tradition n'est pas complétement perdue. Ainsi Car. Leigh nous parle à propos de phthisie d'un *sibilus continuus qui in pectore aures percutit.* Bonet consacre un chapitre à l'étude de la respiration, *de respiratione læsâ.* Willis s'occupe des lésions de l'inspiration et de l'expiration, mais ces mots n'indiquent pas autre chose que l'étude des actes correspondant aux mouvements inspiratoires et expiratoires. Quelques mots encore sur les râles sonores sortant de la poitrine notés par Trillerius, le *strepitu pulmonis* de Boërhaave ou des textes analogues dans lesquels il n'est question que de bruits perçus à distance, voilà tout ce que la tradition interrompue nous avait transmis, lorsque Laënnec, qui avait vu Bayle, à l'exemple de Corvisart, appliquer l'oreille sur la région du cœur, vint à écouter cet organe avec un rouleau de papier fortement serré, et fit ainsi le premier pas de cette découverte qu'il devait porter jusqu'à sa perfection. Tâchons maintenant d'apprécier son utilité pour le diagnostic de la phthisie pulmonaire.

§ II. Les principes de l'auscultation et les lésions du poumon étant connues, il semble qu'on devrait pouvoir établir avec rigueur les signes stéthoscopiques qui annoncent les lésions correspondantes. Mais l'observation, mille fois répétée, donne, de temps à autre, des résultats que l'on ne saurait expliquer d'une manière satisfaisante. C'est ce qui pourra excuser l'embarras dans lequel nous nous trouverons souvent. Supposons des tubercules récents mais assez nombreux pour procurer un peu de trouble dans les fonction respiratoires, où irons-nous apprécier la lésion locale? Le lieu d'élection, nous le savons, est au sommet du poumon. La percussion donnera en ce point sous la clavicule une sonorité moindre, quelquefois de la matité, ordinairement un résultat différent des deux côtés. Le tissu pulmonaire est moins perméable, les bruits respiratoires doivent diminuer d'intensité, mais en même temps il devient meilleur conducteur du son. Aussi y a-t-il dans le bruit inspiratoire une petite diminution, portant sur la durée, et une augmentation d'intensité, car les sons se trouvent renforcés par les tissus densifiés. En même temps, il y a augmentation de durée et d'intensité dans le bruit expiratoire.

L'air, pénétrant en moindre quantité dans les poumons, il semblerait que l'expiration devrait devenir plus faible, moins sensible. Il n'en est rien cependant ; le tissu transmet mieux les sons, les bruits vésiculaires de l'inspiration s'affaiblissent, et ne masquent plus les bruits expiratoires (1). Enfin, les productions morbides infiltrées dans le parenchyme pulmonaire compriment les bronches, les rétrécissent, les déforment, diminuent par conséquent le calibre des tuyaux expirateurs, et à la place d'un son court, rapide, à peine

---

(1) Jackson. *Mémoire de la société médic. d'observ.* T. I, p. 15.

percevable, on a un son prolongé, lent et très-percevable à l'ouïe.

La portion vésiculaire ayant, en partie, perdu sa perméabilité, l'air ne pénètre que dans les bronches et dans quelques rares vésicules, de là le caractère rude, dur, sec et difficile, qu'acquièrent successivement les deux bruits respiratoires. L'augmention de densité du parenchyme pulmonaire amène un changement remarquable dans le timbre des bruits expiratoire et inspiratoire. Les vésicules étant peu perméables, tous les bruits se passent dans les bronches, et sont renvoyés à l'oreille renforcés par les tissus bons conducteurs du son, de là le timbre clair, résonnant, bronchique, etc. Si à l'extrémité d'un tuyau bronchique se trouve une caverne grande ou petite, la respiration caverneuse s'établit; si la cavité est considérable et si elle communique par de petites ouvertures avec les bronches, on a la respiration amphorique, et enfin le tintement métallique, phénomène si bien analysé par Laënnec (1), dont cependant les explications ont été contestées par M. Dance (2) d'abord et plus tard par M. Beau (3). Ces deux médecins admettent qu'il faut, pour le produire, qu'une certaine quantité d'air traverse le liquide contenu dans la cavité anormale caverneuse ou pleurale, ébranle le fluide élastique placé au-dessus et lui donne le caractère de résonnance propre au tintement métallique, que renforce l'état de sonorité dans

(1) Laënnec. *Trait. d'auscul. médiat.*, t. I, p. 637. 1837.

(2) Dance. Article *Auscultation* du Dictionnaire en trente vol.

(3) Beau. *Archives générales de médecine*, t. IV, 2e série, p. 436.

lequel se trouvent les parois d'une caverne. Lorsque la cavité est sans communication bronchique, les bulles à tintement peuvent se former par exhalation de gaz à la surface d'un liquide épanché (1). D'où l'on est amené à conclure que, lorsqu'une caverne communique avec l'air extérieur au moyen d'une fistule bronchique, sans recourir à des explications assez compliquées pour la production du tintement métallique, on peut en trouver la raison dans la viciation des liquides purulents, décomposables par leur nature et décomposés, en effet, par la présence de l'air. Cet agent produit dans ces liquides une sorte d'effervescence due au développement de certains gaz dont la présence peut nous rendre compte du phénomène. Par la même raison que le bruit expiratoire est le premier à augmenter d'intensité, il est aussi le premier à subir les altérations de timbre que nous venons de mentionner. Elles n'envahissent que plus tard le temps de l'inspiration.

Jusqu'ici nous n'avons étudié que les modifications des bruits déjà existant à l'état normal. Passons aux productions nouvelles, aux râles.

Les râles ou bruits anormaux caractéristiques de la première période, sont au nombre de trois : le froissement pulmonaire, le craquement sec et le craquement humide. Ce dernier établit la transition entre la première et la deuxième période. Le froissement pulmonaire donne à l'oreille, ainsi que son nom l'indique,

---

(1) Article *Auscultation*, p 477 du *Compend. de méd.*, t. VI.

la sensation de froissement. On dirait que le tissu pulmonaire lutte avec effort contre l'obstacle qui gêne son expansion. La forme la plus commune et la plus fréquemment observée rappelle le bruit léger, rapide et sec que l'on obtient en soufflant sur du papier sec et fin. Il se produit surtout pendant l'inspiration. Ce râle peut se retrouver toutes les fois qu'un obstacle mécanique s'oppose à l'expansion du poumon, ou quand, au milieu de points imperméables ou difficilement perméables, il y a des parties encore accessibles à l'air. On le trouve peu distinct du râle de craquement, aussi a-t-il été nié par beaucoup d'auteurs. Il diffèrerait, suivant M. Fournet, du craquement sec, en ce qu'il ne produit qu'un seul bruit, tandis que l'autre émet une série de trois ou quatre crans qui se succèdent. Cependant l'état physique de l'organe est le même dans les deux cas, et c'est aussi pendant l'inspiration que tous les deux se produisent. Seulement, d'après M. Fournet, la période de la phthisie est plus avancée lorsque le craquement sec se manifeste, d'où l'on pourrait induire qu'il ne faut y voir que deux degrés d'un même phénomène.

Quoi qu'il en soit, ce dernier râle est facile à percevoir avec un peu d'habitude; il serait, toujours d'après M. Fournet, un signe pathognomonique de la deuxième partie de la première période. Il faut cependant observer que lorsqu'on a reconnu le craquement sec, on peut être sûr de trouver bientôt le craquement humide, signe d'une période bien plus avancée. De plus, le craquement sec peut se percevoir après et dans le même point que le craquement humide arrivé presque à la période de râle carvernuleux. Qu'un malade présentant au sommet des poumons des craquements humides viennent à tousser et à cracher pendant l'auscultation, immédiatement on entendra, dans la même région, des craquements d'une sécheresse d'autant plus remarquable qu'on vient d'avoir la sensation de l'humide. Cependant on peut dire que ce râle, survenu après l'humide, n'a pas le même caractère que le craquement sec primitif. Il est plus rude, plus martelé et moins sec. Il semble qu'il est produit par le passage de l'air à travers du pus ou de la matière tuberculeuse ramollie. Ce qui expliquerait comment après l'expectoration le caractère humide disparaît et fait place à celui de sécheresse. L'air arrivé aux extrémités bronchiques, trouve un liquide visqueux à traverser, et a de la peine à dilater les vésicules : de là le râle de craquement avec le caractère humide ; la partie semi-liquide expectorée, il ne reste plus que le râle de craquement sec. Et ce qui semble donner quelque valeur à cette interprétation, c'est le passage successif de ce râle humide au râle cavernuleux de Hirtz et ensuite de gargouillement dit *caverneux*. A mesure que la phthisie marche, que le ramollissement s'opère, le râle humide devient plus abondant, ses bulles grossissent ; ce n'est point encore le râle caverneux, c'est moins que cela, c'est le râle cavernuleux : on dirait qu'il s'est formé de toutes petites cavernes multiples qui le fournissent. L'altération marche, la caverne véritable se forme, et alors s'établit le gargouillement. Ces trois derniers râles tendent de plus en plus à occuper les deux temps de la respiration.

Si l'on veut, par la palpation, apprécier les changements survenus dans la voix ou dans la toux, on s'aperçoit bientôt qu'à l'inverse des phénomènes de l'audition, la perception tactile des vibrations sonores devient moindre à mesure que la densité augmente, mais comme on ne peut savoir par avance qu'elle est la force vibratile d'une poitrine, ce n'est que par la comparaison des deux côtés qu'on arrive à un résultat un peu vague toujours, mais qui, ajouté à d'autres signes, acquiert une certaine importance.

L'induration du tissu pulmonaire doit amener un peu de retentissement vocal et même un peu de bronchophonie. Notons en même temps un phénomène facile à constater, mais qui n'existe pas toujours, c'est l'altération de la voix. Elle devient grave, voilée et n'est pas en rapport avec la structure apparente du malade, *vox clangosa* des Anciens.

La déformation avec rétrécissement de la poitrine se manifeste surtout par l'étroitesse des diamètres transverses et par le développement de jour en jour plus marqué des diamètres antéro-postérieur. Ces déformations sont de deux ordres : les unes antérieures à tout travail morbide, ordinairement congénitales, que nous avons étudiées dans la première partie, elles sont un des signes de la prédisposition ; les autres, survenues après le travail de la tuberculisation, donnent peu de résultat comme signes diagnostiques. Le rétrécissement de ces diamètres provient de l'atrophie que l'organe a subie et du mouvement de retrait qu'a exécuté la paroi thoracique pour s'accommoder au nouveau volume du poumon qu'elle circonscrit. Or, l'atrophie de l'organe suppose une infiltration considérable et par conséquent le rétrécissement de la poitrine consécutif à cette atrophie ne peut être sensible qu'à une époque de la première période de la phthisie, déjà assez éloignée du début.

L'appréciation de cette déformation n'est point soumise à des règles de mensuration; on ne peut dire : « en deçà est le chiffre normal de la circonférence de la poitrine, ce qui est au-delà est morbide (1). » Ce n'est donc qu'éclairée par l'habitude et l'expérience que l'inspection peut donner un résultat, et ce résultat se borne à réveiller l'attention sur l'état des poumons.

Voilà à peu près quels sont les signes diagnostiques de la première période fournis par la percussion, l'auscultation et la mensuration. Il reste à dire comment ils se combinent entre eux et se prêtent, pour ainsi dire, un mutuel appui pour l'étude du diagnostic; comment ils sont modifiés quand la phthisie n'a pas son siége primitif au sommet du poumon; comment enfin on peut, avec leur secours, établir le diagnostic différentiel; mais ce n'est pas le lieu de faire un traité d'auscultation. Pour signaler l'état de la science en ce point, les quelques mots qui précèdent doivent suffire.

§ III. *Deuxième période.*—Les tubercules deviennent

(1) Fournet. *Recherches cliniques sur l'auscultation*, 593.

plus abondants, ils se ramollissent; la percussion sous les clavicules donne une matité complète. Quelquefois, cependant, des vésicules pulmonaires de la surface perméable à l'air sont emphysémateuses, et la matité est alors remplacée par une sonorité exagérée. Lorsque la période de ramollissement est assez avancée pour permettre l'expulsion d'une masse tuberculeuse, la cavité qui en résulte, si elle est voisine des parois thoraciques, donne une sonorité exagérée qui disparaîtra à mesure que cette cavité se remplira d'un pus de nouvelle formation. Les bruits respiratoires se modifient de plus en plus et prennent un caractère plus tranché. Nous avons parlé des changements survenus dans leur nature variant graduellement du timbre clair, résonnant, bronchique, à la respiration caverneuse et amphorique. Celle-ci indique non-seulement l'époque du ramollissement, mais encore celle de l'évidement des cavités tuberculeuses. Ajoutons les craquements humides, plus tard les râles cavernuleux et caverneux; enfin la bronchophonie exagérée et la pectoriloquie. La pectoriloquie est donnée par Laënnec comme un signe probant de cavernes, mais elle n'existe pas toujours, et pour que la voix caverneuse ou voilée apparaisse, il faut certaines conditions (1). Ainsi, l'excavation doit être bien circonscrite, voisine de la surface thoracique, de grandeur moyenne et presque vide. Il faut de plus qu'elle communique largement avec les bronches et que le malade ne soit pas aphone: toutes conditions rarement réunies.

(1) Grisolles, *Trait. de pathol. int.* T. II, p. 198.

C'est dans cette période que la mensuration et l'inspection de la poitrine pourraient fournir des données pour le diagnostic, s'il n'était déjà porté avec assez de sûreté pour que ces nouveaux signes soient ordinairement inutiles.

§ IV. Quelle est la valeur de l'auscultation pour le diagnostic de la phthisie pulmonaire? Peut-elle à elle seule déterminer la nature des altérations pathologiques et fixer leur période d'évolution? Question difficile à résoudre si l'on était réduit à ses propres ressources et si on n'avait pour appui l'autorité des hommes les plus compétents en ces matières.

La discussion ne peut évidemment porter sur la deuxième période. La science a marché depuis Laënnec et quand on résoudrait le problème en faveur de l'auscultation, on n'aurait pas gagné grand chose puisqu'on pourrait reculer la difficulté et porter le débat sur un autre terrain. Laënnec reconnaissait que le diagnostic de la première période était souvent fort obscur, et il s'était peu occupé d'en établir les signes locaux. MM. Louis, Andral, Petrequin, Jackson et Hirtz ont essayé d'aborder ce sujet, mais ils ne l'ont fait que d'une manière imparfaite. M. Fournet, résumant leurs travaux, a réussi à les compléter en y jetant un nouveau jour. Il est parvenu à réunir une série de signes qu'on serait tenté au premier abord de traiter de chimériques, mais qu'une étude patiente et suivie apprend à reconnaître et à apprécier. Nous en avons vu l'énumération, il y a peu d'instants, c'est le cas d'examiner leur valeur. Reprenons un à un ces divers bruits.

1° Bruits normaux. — A. *Bruit inspiratoire*. Il diminue de durée et augmente d'intensité. L'induration pulmonaire, de quelque nature qu'elle soit, est regardée comme la cause de ces altérations ; cependant elle peut exister sans changement dans le bruit inspiratoire, par conséquent la diminution dans la durée et l'augmentation dans l'intensité sont d'une manière absolue des signes de peu de valeur.

B. *Expiration prolongée*. L'expiration prolongée est regardée comme signe de phthisie pulmonaire commençante ou d'emphysème. Si ce changement est borné au sommet du poumon, l'emphysème ne doit plus être mis en ligne de compte, il ne reste plus que la phthisie. Cependant M. Grisolles (1) fait observer que l'expiration prolongée existe quelquefois naturellement à droite et au sommet ; de plus M. Fournet (2) déclare que l'expiration prolongée, en ses degrés les plus faibles, peut se trouver dans toutes les indurations du tissu pulmonaire, dans le catarrhe pulmonaire aigu, dans la pleurésie avec médiocre épanchement. Dans la phthisie et l'emphysème pulmonaire, ce n'est qu'après avoir passé par ses degrés inférieurs qu'il arrive à ses degrés supérieurs, mais à moins d'une densification chronique du tissu pulmonaire qui représente assez bien les conditions anatomiques de l'infiltration tuberculeuses, il ne se manifeste sous cette dernière forme que dans les affections que nous venons d'indiquer. Par conséquent l'expiration prolongée ne donne

(1) Grisolles, *Trait. de pathol. int.* T. II, art. *phthisie*.

(2) Fournet, *Rech. cliniq sur l'auscul.*, p. 111.

que des probabilités, de grandes probabilités, il est vrai, mais pas autre chose, à la condition cependant d'apparaître dans ses degrés les plus élevés.

C. Les caractères difficile, dur, rude et sec, étant le résultat des mêmes conditions organiques qui président aux changements de rapport dans les bruits inspiratoires et expiratoires, peuvent être soumis à la même appréciation.

2° Des râles. — A. Le râle de froissement pulmonaire existe toutes les fois qu'un obstacle mécanique s'oppose à l'expansion du poumon, il existe chez le huitième environ des phthisiques, c'est dire qu'il annonce une lésion organique du poumon, mais pas autre chose.

B. Le râle de craquement sec ne se retrouve dans ses formes les plus élevées que dans la tuberculisation du poumon. Mais il n'y a qu'un seul moment où il puisse être regardé comme pathognomonique ; car s'il n'est pas très-prononcé, comme s'il se rapproche trop de la période humide, on peut le confondre avec quelques-uns des râles qui se produisent dans des affections autres que la phthisie pulmonaire (1). Quand on peut suivre les transformations du râle de craquement; quand on le voit, par exemple, passer du caractère sec au caractère humide, on ne peut plus avoir de doute sur sa valeur. Mais par cela même qu'on est obligé d'attendre pour étudier sa marche, on recule l'époque du diagnostic et ce n'est déjà que vers

(1) Fournet. *Recherches cliniq. sur l'auscultation,* p. 188.

la fin de la première période ou au commencement de la seconde qu'on peut porter un jugement.

C. Les craquements humides, plus que les craquements secs, peuvent être confondus avec des râles d'une autre nature et, à moins d'être passés à l'état de caverneux ou de caverauleux, ils n'acquièrent leur valeur que par l'étude des râles qui les ont précédés.

3° La résonnance de la voix et la bronchophonie peuvent se rencontrer dans une foule de maladies et n'ont, par conséquent, rien de pathognomonique.

4° Les phénomènes reconnus par l'inspection et la palpation sont dans le même cas et d'ailleurs trop peu avancés encore pour que leur présence puisse servir de base à un jugement.

En somme, il n'y aucun bruit ou râle qui, pris isolément, soit signe pathognomonique de la tuberculisation au premier degré ; mais la combinaison de plusieurs à la fois, peut faire arriver, sans le secours d'aucun autre signe, à la connaissance exacte de l'altération anatomique, malheureusement il n'en est aucun qui ne puisse manquer, et il est très-rare de les voir réunis, de sorte qu'il est bon de se tenir dans une prudente réserve et d'accepter l'appréciation suivante de M. Fournet. « Les signes locaux démontrent qu'il y a dans le sommet du poumon une augmentation de densité de l'organe ; ils précisent plus ou moins le degré, l'étendue, la forme de ces changements physiques ; mais ils ne peuvent pas par eux-mêmes et d'une manière directe prouver que ces corps étrangers sont des tubercules, c'est par la voie de l'analogie et de l'exclusion, c'est par le secours d'autres circonstances que l'on prononce que ce sont des tubercules. Or, ces circonstances, ce sont les signes fournis par le passé du malade, mais surtout les signes généraux (1). »

## CHAPITRE IV.

### ANATOMIE PATHOLOGIQUE.

Le rôle de l'anatomie pathologique dans la phthisie peut être presque réduit à l'étude du tubercule. En effet, cette production, par ses transformations successives ou par les désordres qu'elle entraîne, devient le point de départ de toutes les autres altérations. Celles-ci, d'ailleurs, sont communes à une foule de maladies, tandis que le tubercule dans le poumon appartient en propre à la phthisie pulmonaire. Nous allons étudier successivement son origine, sa formation, son développement, sa destruction et sa composition anatomique.

Dans tous les traités de phthisie pulmonaire, on trouve adoptée sans discussion, la division classique de Laënnec, de *tubercules isolés* et *tubercules infiltrés*. Cependant cette division offre deux inconvénients : le premier, de manquer peut-être de fondement, puisque ces deux modes de tuberculisation sont plutôt successifs qu'essentiellement distincts ; le second, est dans la dénomination même. Le mot *tubercule isolé* semble exclure absolument de cette classification les tubercu-

(1) *Recherches cliniq. sur l'auscultation*, p. 729.

les conglomérés, tandis qu'il n'en est rien. Et le mot *tubercule infiltré*, opposé à celui de *tubercule isolé*, laisse dans l'esprit un vague qui ne peut être détruit que par l'étude même de l'objet désigné. Aussi, tout en acceptant les dénominations qui ont cours dans la science, nous tâcherons d'établir non des divisions ou des oppositions, mais autant que faire se pourra, des rapprochements, des gradations successives.

§ I. On a déjà vu que Morton avait admis comme premier degré du tubercule une *infarctio*, une sorte d'infiltration causée par la sérosité du sang sécrété en abondance. Laënnec, sans rendre justice à l'habile pathologiste qu'il ne cite même pas, admet lui aussi cette infiltration ; le travail qui la produit a été rarement aperçu dans toute son extension. En revanche, on a rencontré dans un grand nombre de cas une infiltration ordinairement peu étendue, formée par une matière très-humide plutôt que liquide, incolore, légèrement sanguinolente, ressemblant à une belle gelée plutôt qu'à de la sérosité, c'est l'infiltration tuberculeuse gélatiniforme qui se transforme par degrés insensibles en infiltration tuberculeuse grise. On la voit se former souvent autour des excavations tuberculeuses; mais elle paraît se développer primitivement dans les tissus de poumons qui ne contiennent pas encore de tubercule (1), et ces masses, par leur consistance semi-liquide, confirment cette opinion adoptée par

(1) Laënnec. *Traité d'auscult. méd.*, t. II, p. 30.

Vogel (1), que les premiers éléments de formation sont complétement liquides. En effet, comment expliquer une infiltration aussi complète dans toute la trame des tissus, autrement que par une masse de cette nature, dont les infiltrations tuberculeuses grise ou gélatiniforme ne seraient que des degrés avancés ? Il est probable que cette exsudation a lieu par l'extrémité des vaisseaux capillaires. On ne peut, *à priori*, établir si ce plasma, dans lequel doit s'élaborer le tubercule, renferme d'autres principes qu'à l'état normal et si le sang contient ou non d'avance une matière tuberculeuse qui serait sécrétée à cette occasion. La masse à l'état complétement liquide, sans autre travail pathologique spécial, n'a pu être distinguée des autres liquides nourriciers du sang. Il a donc été impossible de l'étudier directement.

C'est au milieu de ce plasma arrivé à son troisième degré de développement par la résorption des éléments les plus liquides, dans l'infiltration tuberculeuse grise, en un mot, qu'on voit se former le tubercule proprement dit. Celui-ci passe successivement par plusieurs états : *tubercule miliaire*, *granulation miliaire*, *tubercule jaune cru*. Le tubercule miliaire a l'aspect de petits grains gris, demi-transparents, quelquefois presque diaphanes et incolores, d'une consistance un peu moindre que celle des cartilages. Jusque là, il n'y a pas grande différence entre sa nature et celle de l'infiltration, si ce n'est qu'il occupe isolément certains pointsdu poumon, tandis que l'infiltration est uniformément répandue. Mais

(1) Vogel. *Trait. d'anat. pathol. générale*, p. 253.

bientôt apparaît dans le centre un petit point d'un blanc jaunâtre et opaque, et alors ordinairement les tubercules voisins se réunissent de manière à former des groupes. Les granulations miliaires avaient été séparées du tubercule par Bayle, qui en avait fait le caractère anatomique d'une autre maladie spéciale : *la phthisie granuleuse*. Cependant, ces granulations présentent des caractères analogues à ceux du tubercule miliaire et renferment les éléments du tubercule jaune. Elles sont ordinairement de forme arrondie de la grosseur d'un grain de millet, incolores, diaphanes, présentant un reflet opalin ou une légère teinte grisâtre, en tout, semblables au tubercule miliaire. De plus, on trouve souvent dans leur centre le point jaune ou opaque. M. Andral (1) n'adopte point cette manière de voir ; si les granulations miliaires étaient le premier degré du tubercule, on devrait, suivant cet auteur, les retrouver partout où l'on rencontre ce dernier ; or, il n'en est rien, on ne les a jamais observés ailleurs que dans le tissu pulmonaire. A cette assertion si formelle de M. Andral, on peut opposer des recherches modernes qui sont venues constater la présence de la granulation grise dans beaucoup d'autres organes, dans divers tissus, dans les intestins et dans le tissu cellulaire des membranes séreuses.

On ne peut pas les confondre, ainsi que l'observe M. Mériadec Laënnec (2), avec des débris de fausses membranes, puisque souvent ces granulations elles-

(1) Andral. *Clinique médicale*, t. III, p. 8, édit. de 1826.

(2) Laënnec. *Trait. d'auscultation médi.*, t. II, p. 27. Note.

mêmes y sont enfermées. De ce que d'ailleurs on ne les observerait que dans les poumons ; pourrait-on conclure qu'elles ne puissent être dans cet organe la forme élémentaire ? L'observation microscopique ne nous apprend-elle pas que le tubercule gris, demi-transparent renferme tous les éléments du tubercule jaune ?

D'après M. Dalmazonne (1) et plus tard d'après M. Rochoux (2), avant le tubercule ou la granulation miliaire, il se développerait un corps du quart tout au plus en volume de la granulation ayant quelque chose de luisant propre à certaines concrétions sanguines, albumineuses, résistant, assez ferme, se laissant aplatir et non pas écraser sans laisser échapper de liquide.

Enfin arrive, comme dernier degré, l'accroissement du point jaunâtre qui envahit peu à peu la totalité de la tumeur : celle-ci devient plus considérable, de la grosseur d'un noyau de cerise, d'une aveline ou d'une amande. Souvent la tumeur se réunit à d'autres voisines et forme une masse homogène. C'est là le tubercule jaune cru. Arrivé à son complet développement, il s'entoure quelquefois d'une membrane, il s'enkyste ; cette forme a été rarement observée, Laënnec la signale à peine sans s'y arrêter. Le tubercule miliaire, comme la granulation, contient l'élément principal du tubercule naissant, le point jaune. Ce dernier, d'un volume extrêmement petit, peut être produit d'emblée

(1) *Répert. de médecine de Turin.* Novembre 1826.

(2) *Bulletin universel des sciences.* Août 1829.

comme tel, sans passer dans les divers états que nous venons de signaler.

Que devient le tubercule jaune une fois arrivé à sa période ultime? De deux choses l'une : ou il se ramollit, ce qui est le cas le plus fréquent, ou il perd une partie de ses éléments, se durcit et devient crétacé.

§ II. *Ramollissement.* — au bout d'un temps plus ou moins long, dont la durée ne peut être déterminée, le tubercule se liquéfie et se ramollit. Ce ramollissement commence ordinairement au centre et la matière tuberculeuse devient humide, caséiforme, onctueuse au toucher, puis acquiert la viscosité et la liquidité du pus (1). Elle prend un aspect particulier dans le cas où l'on a affaire à des sujets scrofuleux. Elle se sépare alors en deux parties, l'une très-liquide, plus ou moins transparente et incolore ; l'autre plus opaque, ressemblant à du petit lait dans lequel nageraient des flocons de matière caséeuse. Si cette matière se trouve en rapport avec quelques bronches, elle s'échappe et laisse un vide qui constitue l'ulcère ou caverne pulmonaire. Mais ce n'est point la seule cause de la caverne : à sa formation préside, en effet, la diathèse ulcéreuse, mise hors de doute par cette observation que chez un tiers des phthisiques il y a des ulcérations de la trachée et que dans un cinquième des cadavres on en trouve au larynx et à l'épiglotte, et M. Louis, qui rapporte le fait (2), remarque que ces ulcères ne sont pas pro-

(1) Laënnec. *Trait. d'auscult. médi.*, t. II, p. 34.

(2) Louis. *Recherches sur la phthisie*, 1re et 2e édit., p. 47, 51 et 178.

duits par des tubercules. L'inflammation joue aussi un rôle dans l'ulcération pulmonaire ; car le tubercule a une action mécanique analogue à celle d'un corps étranger, il irrite les parties qui l'entourent, et le ramollissement, qui est la conséquence de l'inflammation, vient ajouter un élément de plus. La suppuration qui en résulte devient cause à son tour et contribue pour sa part à ce travail destructeur.

Les cavernes sont souvent traversées par des brides de tissu pulmonaire condensé, contenant quelquefois, contre l'assertion de Laënnec, des vaisseaux même d'un gros calibre.

Les parois, rarement formées par un simple tissu pulmonaire condensé, présentent à l'étude un fait complexe. Le plus souvent elles sont infiltrées de matière grise transparente ou remplies de granulations grises, de tubercules crus ou de mélanose. Tous ces produits contribuent à irriter, à enflammer les portions de tissu restées saines et qui ont d'ailleurs subi l'influence de la masse tuberculeuse avant son expulsion. De sorte, qu'outre les productions de matières tuberculeuses, on trouve les divers effets de l'inflammation, le ramollissement et la destruction que nous avons étudiés, quelquefois un effort plastique, du pus et de la lymphe qui forme une membrane nommée *pyogénique*. Celle-ci présente, à sa surface interne, un aspect tomenteux et grisâtre dû à des débris de fausses membranes incomplètes qui n'entourent jamais en entier la caverne et qui sont peu adhérentes au tissu circonvoisin. La membrane pyogénique, au contraire, fortement adhérente au parenchyme pulmonaire s'épaissit et revêt quelquefois l'aspect dense et blanc du tissu cartilagineux (1). Bien rarement elle recouvre tout l'intérieur de la caverne et se termine, comme par continuité de tissu, à la membrane des tuyaux bronchiques qui vient s'y ouvrir (2). Souvent, au contraire, son organisation est troublée par des excrétions tuberculeuses successives qui déchirent, en se faisant jour, les parois de la caverne. *Apriori* et sans discuter le fait de la guérison, on peut concevoir que la membrane pyogénique se complète, que son tissu fibroïde augmente, que la cavité se rétrécisse, s'oblitère et constitue ainsi un moyen de cicatrisation.

§ III. *Etat crétacé.*—On peut encore concevoir un autre mode de transformation de la matière tuberculeuse, qui a été regardée comme un procédé curateur et dont on a vu des exemples dans la première partie. C'est la transformation en matière crétacée. Quand ce phénomène arrive, on voit se déposer au milieu de la substance tuberculeuse, de petits grains blanchâtres, friables, semblables à du plâtre ou à des grains plus durs, pierreux, transparents quelquefois, plus souvent opaques, très-fins, qui prennent la place du tubercule, car celui-ci diminue de volume à mesure que le travail de pétrification s'opère, et le tissu pulmonaire suit le retrait de la cavité normale (3).

---

(1) Lebert. *Traité de physiologie patholog.*, t. I, p. 398.

(2) Laënnec. *Traité d'auscult. média.*, t. II, p. 44.

(3) Andral, *Précis d'Anatomie pathol.*, 1829, t. I., p. 117. — Rillet et Barthez, *Trait. cliniq. des mal. des enfants*, t. III, p. 145.

§ IV. *État des tissus pulmonaires dans leurs rapports avec les tubercules.* — Le siége des tubercules a été pendant long temps un sujet de discussion. On a admis successivement qu'il était dans les vaisseaux et dans les ganglions lymphatiques (1), dans le tissu lamelleux intervésiculaire, dans les vésicules pulmonaires (2). On ne conteste point la vérité des observations qui servent de base à ces divers sentiments, mais on peut dire, aujourd'hui, que l'exception a été prise pour la règle ; des dissections nombreuses et répétées ont démontré, de manière à ne laisser aucun doute, que le siége principal des tubercules est le tissu areolaire intervésiculaire ; quelquefois, ils sont déposés dans des vésicules ou dans les parois des plus petites bronches ; rarement ils sont sécrétés, à la fois, dans tous les divers éléments (3). Du reste, s'il était vrai que le tubercule est, dans quelques cas, d'origine complétement liquide, on conçoit qu'il se développe dans tous éléments du poumon, dont les diverses parties peuvent se trouver emprisonnées par la substance qui les imprègne. Les modifications que subit le tissu pulmonaire sont de deux sortes : les unes antérieures à la présence du tubercule, les autres consécutives. Les premières ne sont pas connues ; on peut cependant admettre, par analogie, qu'il se forme le plus souvent un afflux d'humeurs, une fluxion dans tout le parenchyme ;

(1) Broussais. *Traité des phlegmasies chroniques*, t. I., p. 26.

(2) *Diction. en* 15 *vol.*, article *Phthisie*, ou bien Magendie, *Journal de physiologie expérimentale*, t. I., p. 82 ; — Cruveilhier, *Biblioth. médicale*, septemb. et novemb. 1826.

(3) Lebert, *Physiol. pathologique*, t., p. 419.

la texture de ce dernier n'en est pas altérée ; le parenchyme n'est point changé en un organe sécréteur particulier ; car, dans le cas où l'éruption tuberculeuse serait générale, tout le tissu se trouverait changé en organe sécréteur. Il faut aussi admettre dans tous les liquides une modification non appréciable à nos investigations chimiques ou physiques, mais réelle, cependant, qui apporte, sinon des tubercules tout formés, au moins des matériaux élaborés et prêts à les former.

L'état consécutif, plus facile à constater, prête moins au champ de l'hypothèse ; c'est une sorte de réaction des tissus contre un corps irritant, c'est une hypérémie et même une inflammation qui n'a rien de spécifique, variant dans l'époque de son apparition, comme dans son étendue et dans ses dégrés. Elle est tantôt circonscrite et lobulaire, tantôt plus répandue et même générale : quelquefois, elle s'arrête à l'hépatisation rouge, d'autres fois, elle arrive jusqu'à l'hépatisation grise.

Que deviennent les vaisseaux pulmonaires au milieu de toutes ces altérations ? Les anatomo-pathologistes sont loin d'être d'accord sur ces faits qui sembleraient être du ressort des sens. Cependant, les travaux de M. Natalis Guillot (1), sans être le dernier mot de la science, paraissent devoir fournir les données les plus positives. Et d'abord, les capillaires de l'artère pulmonaire s'oblitèrent dans les environs des tubercules, et d'autant plus que ces derniers sont plus volumineux. Cette oblitération tient-elle à un phénomène mécanique (2)

(1) *Expérience*, 1er volume, p. 545.

(2) *Compendium de médecine*, t. VI, article *Phthisie*, p. 482.

provoquant l'inflammation (1) ? Nous ne le pensons pas : l'inflammation peut en être le moyen, et non la cause. Comment expliquer autrement la formation simultanée de nouveaux vaisseaux qui ne s'oblitèrent pas? Ne pourrait-on pas croire que c'est un phénomène physiologique appliqué à un fait pathologique? La fonction de l'hématose ne peut plus s'exercer dans certains points, et elle s'y exeree d'autant moins que le produit pathologique est plus volumineux. Le sang destiné à l'hématose y devient donc inutile et ne doit plus y arriver. Mais au milieu de ce désastre dont le siége est le poumon, la nature, encore prévoyante, n'oblitère pas le tissu pulmonaire en entier ; il faut que l'individu vive, et pour vivre il faut qu'il respire ; aussi les capillaires perdront seuls leur perméabilité à mesure que les divers points de l'organe perdront leur fonction. Mais quelle cause intelligente présidera à cette transformation? La même qui a veillé à l'oblitération du canal artériel, du trou de botal, des artètes ombilicales, etc., etc., chez le fœtus. Il faut cependant que tout vive, même les parties qui sont sous l'influence du produit pathologique. Aussi la disparition des vaisseaux dans la coque qui entoure les tubercules sera bientôt suivie d'une nouvelle circulation indépendante de la circulation générale et qui se mettra plus tard en communication avec les artères bronchiques et intercostales, d'un côté, et les veines pulmonaires bronchiales et la veine azygos, de l'autre. Une circu-

(1) Schreder, Van der Kolk. *Observationes anatomicæ pathologicæ et praticæ traject.* 1826. Cité par M. Lebert.

lation supplémentaire s'établit sur les plèvres et les fausses membranes, qui, fournissant un réseau fort riche, favorise les communications dont nous venons de parler, mais ne peut en aucune manière rien faire pour l'hématose. Ces vaisseaux, de nouvelle formation, ne pénètrent point les tubercules, mais les entourent d'un lacis sanguin et tapissent les parois des cavernes.

On ne sait rien ou peu de chose sur l'état des lymphatiques.

La vérité de ces expériences n'a pas été admise par tout le monde. MM. Barthez et Rillet, dans leur *Traité clinique des maladies des enfants* (1), ne sont pas arrivés au même résultat ; et M. C. Baron (2), sans s'occuper de l'origine des vaisseaux, décrit un pédicule vasculaire appartenant à l'origine de la granulation, et comme il y a presque toujours plusieurs granulations, il en résulte de petits systèmes de grappes vasculaires.

Malgré ces dissentiments, nous n'avons pas cependant hésité à admettre comme vrais les résultats obtenus par M. Natalis Guillot, parce qu'ils ont reçu l'assentiment d'hommes sérieux, tels que MM. Valleix et Lebert, qui ont répété avec succès une partie de ces expériences. Ne pouvant nous-même apporter notre contingent d'observations, il nous a semblé que des faits qui se pliaient à une explication naturelle et physiologique présentaient, toutes choses égales d'ailleurs, plus de vraisemblance et de probabilité.

(1) T. III, p. 19 et 20.

(2) C. Baron. *Rech. sur la nat. de la mati. tubercul. Arch. génér. de médecine*, t. VI, 3e série, p. 189 et 221.

# CHAPITRE V.

## COMPOSITION CHIMIQUE, MICROSCOPIQUE, ET NATURE DU TUBERCULE.

§. I. *Composition chimique.* — Nous ne dirons point grand chose de l'analyse chimique. Les résultats auxquels sont arrivés les divers chimistes, sans se contredire complétement, ne présentent cependant rien de constant, surtout pour les quantités.

L'analyse de Preuss, dont on trouve ci-dessous (1)

---

(1) Sur dix parties de substances pulmonaires altérées, on trouve.

| | |
|---|---|
| Eau . . . . . . . . . . . . . . . . . | 79,95 |
| Matière tuberculeuse. . . . . . . . . . | 13,52 |
| Résidus fibreux, vaisseaux et bronches. | 6,53 |
| La matière renferme. . . . . . . . . . | 100,00 |

*Substances solubles dans l'alcool bouillant.*

| | |
|---|---|
| Cholestérine . . . . . . . . . . . . . . . . . . . | 4,94 |

*Substances solubles dans l'alcool froid, mais point dans l'eau.*

| | |
|---|---|
| Oléate de soude . . . . . . . . . . . . . . . . . . | 13,50 |
| Une substance particulière. . . . . . . . . . <br>Chlorure de sodium . . . . . . . . . . . . <br>Lactate de soude. . . . . . . . . . . . . . <br>Sulfate de soude. . . . . . . . . . . . . . | 8,46 |

*Substances solubles dans l'eau, mais non dans l'alcool.*

| | |
|---|---|
| Caséine . . . . . . . . . . . . . . . . <br>Chlorure de sodium . . . . . . . . . . . <br>Sulfate de soude. . . . . . . . . . . . . <br>Phosphate de soude . . . . . . . . . . . | 7,90 |

*Substances insolubles dans l'alcool et dans l'eau.*

| | |
|---|---|
| Caséine altérée par la chaleur. . . . . . . . <br>Oxyde de fer . . . . . . . . . . . . . . . <br>Phosphate de chaux. . . . . . . . . . . . . <br>Carbonate de chaux. . . . . . . . . . . . . <br>Magnésie. . . . . . . . . . . . . . . . . <br>Soufre . . . . . . . . . . . . . . . . . . | 65,11 |
| | 100.000 |

( *Tuberculorum pulmonis crudorum analysis chemica.* Dissert. Berol. 1831. cité par Lebert. *Traité de physiol. pathol.* t. I, p. 376.)

le détail, paraît être la plus exacte. Celle faite par M. Félix Boudet mérite une mention spéciale (1). Avant de rien déterminer pour le tubercule, il a voulu procéder à l'analyse de la substance pulmonaire, et il est arrivé à cette conclusion : que le tubercule n'est distinct du poumon sain par aucun produit spécial. Dirons-nous avec M. Lebert que cela prouve l'impossibilité d'une bonne analyse chimique dans l'état actuel de la science, puisque l'on retrouve les éléments du poumon sain dans une substance qui détruit le plus constamment sa structure normale? Nous savons, au contraire, qu'une analyse exacte nous montre une foule de semblables exemples d'isomérie, tels que les divers carbures d'hydrogène, les acides tartrique et racémique, les cyanates et les fulminates, etc., qui, avec une composition identique, ont des propriétés toutes différentes, et on s'accorde à dire que les atômes élémentaires peuvent, quoique invariables en nombre, être soumis à des arrangements moléculaires très-différents.

§ II. *Analyse microscopique et nature du tubercule.* — Toutes les études microscopiques entreprises sur le tubercule peuvent se résumer dans les travaux récents de M. Lebert (2), qui a déterminé le caractère essentiel de cette formation pathologique.

---

(1) *Recherches sur la composition chimique du parenchyme pulmonaire et des tubercules dans leurs différents états. Bulletin de l'Académie royale de médecine*, t. IX, p. 160.

(2) Lebert. *Traité de physiologie pathologique,* 1845, t. I, p. 352.

Suivant ce micrographe, ces éléments constants sont :

1° Une grande quantité de granules moléculaires parfaitement ronds, d'un blanc grisâtre ou tirant un peu sur le jaune, quelquefois compactes, d'autres fois transparents au centre, ayant de 0mm 0012 à 0mm 0025 ;

2° Ces granules, ainsi que les globules que nous allons étudier, sont unis ensemble par une masse hyaline assez consistante, substance intercellulaire qui sert de ciment aux éléments du terbercule et qui se liquéfie par le ramollissement ;

3° Les globules propres au terbercule ont une forme rarement tout à fait ronde ; le plus souvent irrégulièrement polyédrique à angles et arêtes arrondies. Il est probable que ces contours anguleux et irréguliers sont l'effet de leur étroite juxtaposition.

Leur couleur est d'un jaune clair, leur intérieur est irrégulier, et l'on reconnaît qu'il est d'une consistance inégale, ce qui leur donne un aspect tacheté, indépendamment des granules qu'ils renferment.

Ces granules, variant de nombre entre trois, cinq, dix et au-delà, ne sont pas distribués d'après un type régulier ; ils ne sont pas tous visibles à la fois sur le même plan. La substance intergranuleuse des globules les renferme sans qu'ils soient ordinairement entourés d'une auréole transparente.

Le diamètre des globules tuberculeux varie, pour ceux qui sont ronds, entre 0mm 005 et 0mm 0075, allant rarement jusqu'à 0mm 01. Les globules ovales ont, en moyenne, 0mm 0075 de longueur sur 0mm 005 à 0mm 006 de largeur.

Un autre caractère essentiel des globules du tubercule, c'est qu'ils sont étroitement unis ensemble. L'eau les désagrége peu, l'acide acétique les rend plus transparents et montre l'absence de noyaux dans leur intérieur. Les globules tuberculeux ont-ils des caractères distinctifs des autres productions pathologiques? La réponse ne peut être douteuse que pour le pus, qui seul offre au premier abord et à la simple inspection quelque analogie avec le tubercule. C'est donc entre eux qu'il faut comparer les signes distinctifs de ces deux formations morbides. Le tubercule n'est pas un produit de l'inflammation, ainsi que le voulait Broussais ; nous avons tâché de le prouver à l'article *Étude des causes*. Cependant, son analogie, plus que cela, son identité avec le pus, a été soutenue par MM. Magendie (1) et Cruveilhier (2). Pour le premier, le tubercule est une sécrétion inflammatoire de la membrane muqueuse vésiculaire ; pour le second, toute inflammation dont la cause persiste et dont le produit ne peut être expulsé au dehors, détermine la formation du tubercule. Cette opinion, soutenue d'abord et abandonnée plus tard par M. Andral (3), a trouvé des défenseurs dans MM. Bouillaud (4) et Lallemand (5) Elle compte aujourd'hui peu de partisans ;

(1) *Journal de physique expérimentale*, t. I, p. 82. 1821.

(2) *Nouvelle bibliothèque médicale*, sept. et nov. 1826.

(3) Laënnec. *Traité d'auscult. médiat.*, t. II, note de la page 98.

(4) Bouillaud. *Traité de l'encéphalite*, p. 45.

(5) Lallemand. *Pertes séminales*, t. I, et *Leçons orales*.

aux raisons mille fois alléguées contre cette théorie, vient se joindre l'étude microscopique, qui assigne des caractères distincts au pus et aux tubercules. Le tableau suivant donnera l'idée des principales différences :

| *Globules du pus.* | *Globules du tubercule.* |
|---|---|
| Ils sont plus grands que ceux du tubercule; ils ne sont point collés ensemble et nagent toujours libres dans du sérum plus ou moins abondant et tout à fait liquide. | Ils sont plus petits que ceux du pus; ils sont collés ensemble à l'état cru. |
| Leur forme est ronde ou sphérique, leur surface inégale. | Leur forme est irrégulière, à angles ou arêtes polyédriques. |
| Leur contenu, plus liquide, renferme deux, trois, quatre ou cinq véritables noyaux. | Leur contenu, moins liquide, ne renferme pas de noyaux, mais des granules. |

Si ces recherches sont exactes, comme on peut s'en convaincre avec un peu d'habitude du microscope et en prenant les précautions indiquées par M. Lebert, il reste établi que le tubercule peut se distinguer de tous les autres produits pathologiques par des formations qui lui sont propres. Que, de plus, le tubercule n'est point un corps étranger, que c'est une production anormale, mais vivante, dans l'économie, opinion déjà soutenue avec talent par Bayle et Laënnec. En effet, tous les micrographes s'accordent à y reconnaître des granules. Or, le granule est l'expression microscopique la plus simple de tout tissu rudimentaire ; nous ne dirons point pour cela que le tubercule est un tissu dans le sens que l'on attache à ce mot, c'est-à-dire qu'il possède des fibres plus ou moins organisées dans lesquels viennent se distribuer des vaisseaux, mais que c'est une production à l'état tout à fait rudimentaire de tissu, une formation jouissant de la vie, au même titre que les globules du sang dans l'état physiologique, que les globules du pus à l'état pathologique, que l'embryon entier dans les derniers éléments de sa composition.

Ces recherches nous aident encore à résoudre le problème du ramollissement; le tubercule n'arrive jamais à un état d'organisation plus avancé. A une époque plus ou moins rapprochée de son début, les granules qui occupaient les globules du tubercule se dissocient; ils tombent sous l'empire des lois physiques, une décomposition rapide s'opère dans la masse tuberculeuse, la substance interglobulaire se liquéfie, le globule prend la forme sphérique, il devient plus transparent et plus mince, et c'est dans cet état qu'il est excrété, mêlé à du pus et à des mucosités fournis par les muqueuses des bronches et les cavités irritées.

## CHAPITRE VI.

### DE LA CURABILITÉ.

La phthisie est-elle curable? Telle est la question que nous devons nous poser avant d'aborder l'étude du traitement. Il semble que rien n'est plus facile que de la résoudre, alors surtout que l'affection se traduit par une altération locale, dont la guérison est aussi l'indice de sa disparition . Il n'en est cependant point ainsi et telle est la difficulté de ce problème que, sans reculer devant sa solution, nous avouerons notre embarras et le peu d'espoir d'arriver à un résultat satisfaisant.

Cette question est complexe et la curabilité possible à une période peut ne pas l'être à une autre; aussi diviserons-nous cette étude suivant les diverses périodes ou mieux encore suivant les divers mécanismes de guérison que la nature peut employer. La possibilité de guérison une fois établie, nous examinerons si les faits viennent confirmer ou infirmer cette manière de voir.

L'état anatomique se traduit surtout par deux formes : le tubercule et la caverne ; ces deux formes correspondent aux deux périodes de la phthisie, chacune d'elles peut avoir son mode de guérison. Le tubercule est encore en entier dans le poumon à l'état cru ou de ramollissement, peu importe. Il peut bien ainsi être supporté sans trouble dans l'économie, mais ordinairement sa présence annonce des désordres plus graves. Si l'altération continue à marcher, ces désordres ne tardent pas à se manifester; si elle s'arrête, il y a quelque tendance à la guérison. Celle-ci ne peut consister que dans la disparition totale ou partielle du tubercule ou dans sa transformation en un état dont le caractère principal soit de rester stationnaire ou de rétrograder. Ces disparitions incomplètes étaient admises par les Anciens, et, dans la première partie de ce travail, nous en avons parlé comme d'un fait acquis dont nous réservions l'appréciation pour un moment plus opportun. Elles constitueraient un mode de guérison de la première période. Laënnec a rejeté cette manière de voir, et, conforme en cela à l'esprit qui a présidé à la rédaction de son ouvrage, il porte tous ses efforts sur le diagnostic et le traitement de la dernière période. Il pose en principe « qu'il est au pouvoir de la médecine de ralentir le développement des tubercules, de suspendre leur marche rapide, mais non pas de leur faire faire un pas rétrograde (1). » Les tubercules, d'après lui, tendent toujours à grossir et à se ramollir, la nature ne fait que des efforts défavorables à leur guérison. M. Fournet, au contraire, qui a entrepris de donner les signes de la première période, veut prouver que ce diagnostic est surtout utile, parce qu'il met dans le cas de guérir le tubercule cru, et il accuse Laënnec d'avoir admis l'incurabilité sans y être autorisé par des preuves suffisantes. S'il y a eu erreur de la part de Laënnec, cette erreur appartient à son époque qui, visant à la prétention de refaire la médecine sur de nouvelles bases, rejetait trop-facilement ce qui avait été fait avant elle ou du moins s'en occupait très-peu. Aussi, l'étude de la phthisie parut à Laënnec une science nouvelle à la création de laquelle il avait largement contribué. Son opinion devait donc avoir force de loi ; une négation n'a d'ailleurs pas besoin de preuves, il faut les demander à ceux qui défendent l'affirmative. A-t-on jamais pu les produire ? c'est ce que nous allons examiner en étudiant la question de la curabilité à la première période.

(1) Laënnec. *Traité d'auscul. médiat.*, *t.* II, p. 90. 1837.

§ I. *Premier procédé curateur propre à la première période.* — Au lieu des altérations anatomiques dont on a vu une longue description dans le chapitre précédent, on trouve quelquefois des masses qui, conservant l'aspect et le caractère du tubercule, sont cependant moins graisseuses que lui, plus sèches et plus friables; d'autres présentent dans leur épaisseur des noyaux plus ou moins irrégulièrement arrondis de matière encore sèche, friable, plâtreuse, d'un blanc sale, qui renferment assez de matière animale pour graisser le papier décollé sur lequel on la fait chauffer. Quelquefois, enfin, cette matière est complétement dure, sèche et comme crayeuse. Cette partie calcaire est contenue dans un kyste à parois fibreuses ou fibro-cartilagineuses, lisses, communiquant avec des bronches, dilatées ou rétrécies et entourées d'un tissu infiltré d'une matière tuberculeuse. La position de ces portions crétacées ordinairement au sommet du poumon, leur coïncidence avec la présence d'autres tubercules, leur analogie de composition, tout indique que ces deux produits ont des connexions intimes. La gradation successive et insensible que l'on peut établir entre le dernier degré du tubercule crétacé et le tubercule cru, indique-t-elle suffisamment que le premier de ces états est la transformation heureuse du second ?

L'identité de composition des matières crétacées avec les cendres des tubercules prouvée par M. Rogée (1),

(1) *Archiv. génér. de médec.*, t. V, 3e et nouvelle série, p. 200 et suiv.

suffit-elle pour faire admettre que les concrétions calcaires sont la conséquence d'une transformation et annoncent un travail de cicatrisation ? Ces résultats prouvent tout au plus, ce nous semble, que ces deux produits, presque identiques, doivent se former sous la même influence générale, et l'on sait, en effet, que le tubercule crétacé peut paraître primitivement dans le poumon, et quelques professions particulières prédisposent même à ce genre de tuberculisation. Peut-il n'être, dans certains cas, que la transformation du tubercule ordinaire? Le fait est possible, il est même probable, mais dans les nombreux exemples mis en avant, rien ne le prouve d'une manière péremptoire. En accordant même que cette transformation se fît habituellement, en résulterait-il que ce passage dût amener la guérison de l'état local? La disparition de la matière grasse indique bien un travail de résorption qui, après avoir porté sur cette partie, devrait s'exercer sur les portions les plus dures du tubercule et l'éloignerait des conditions physiques propres au ramollissement. Mais ce passage lui-même ne serait pas sans changer, car le tubercule, en perdant ses corpuscules propres, remplacés par une espèce de poussière minérale, par des granules très-fins et prenant une dureté et une consistance plus grande, deviendrait un véritable corps étranger irritant, qui ne pourrait être supporté sans réaction locale et générale, et déterminerait ainsi des productions nouvelles dont la formation ne ferait qu'ajouter au danger. Mais ce qui garantit ordinairement le poumon, c'est la présence d'un kyste, quelle que soit son origine, à parois fibreuses ou fibro-cartilagineuses, communiquant avec des bronches dilatées ou retrécies, et entouré d'un tissu pulmonaire sain, induré ou infiltré de matière tuberculeuse. S'il y a effort curateur, c'est probablement à la présence de ce kyste qu'il faut le rapporter. C'est lui qui modifie la nature du tubercule et le fait passer à l'état crétacé, envisagé par presque tous les pathologistes comme le résultat d'un effort curateur naturel et considéré par M. Andral (1) comme l'inverse du travail de ramollissement. Nous le répétons, cette opinion, toute probable qu'elle est, manque de démonstration anatomique positive, elle aurait besoin d'être étayée de faits d'un autre ordre; malheureusement, dans la plupart des observations consignées dans les auteurs modernes, on se contente de citer la présence du tubercule crétacé au milieu d'autres désordres ou complétement isolé, et parce que l'on regarde l'explication comme trouvée et admise, on est heureux d'apporter un fait nouveau à l'appui de la théorie. Mais pour arriver à cette démonstration, il faut que l'on ait pu constater la présence du tubercule par les signes locaux et généraux, que l'on ait vu ces signes disparaître graduellement, et que le malade, étant emporté par une maladie intercurrente, l'autopsie ait permis de vérifier l'absence de tubercules crus et la présence de quelques points de matière crétacée.

Les personnes qui ont suivi la clinique médicale de l'année 1850, ont pu voir, couché au N° 1 de la salle Saint-Vincent, un homme qui a présenté tous les signes

(1) *Précis d'anatomie pathalogique*. Paris, 1829. T. I, p. 117.

rationnels d'une phthisie acquise, arrivée à la fin de la première période. Circonstances antihygiéniques, telles que misère, alimentation insuffisante, refroidissements fréquents, excès de toute façon, amaigrissement général, fièvre hectique, perte d'appétit, vomissements après les repas, hémoptysies, rien, en un mot, ne manquait ; de plus, on pouvait constater la présence de craquements d'abord secs, puis humides, situés au sommet du poumon, une expiration très-prolongée, bronchique, de la matité dans le même point, une toux fréquente, répétée, retentissante, d'abord sèche, plus tard purulente (1); enfin, de la bronchophonie et un peu de dépression sous claviculaire. Sous l'influence du climat, du régime et du traitement, on vit ces signes effrayants perdre de leur gravité et de leur intensité : la toux diminua et avec elle l'expectoration, les hémoptysies cessèrent, les vomissements disparurent, le malade recouvra de la force, il prit de l'embonpoint d'une manière sensible, les râles de craquements perdirent leur caractère humide, ils devinrent secs, puis disparurent tout à fait, l'inspiration perdit ses rapports anormaux avec l'expiration ; en un mot, le malade recouvra la santé et sortit de l'hôpital après huit mois de séjour, dans un état que l'on aurait eu le droit de considérer comme une guérison assurée, s'il avait pu recevoir pendant long temps encore les soins minutieux que son état réclamait.

(1) La présence du pus fut constatée par l'étude microscopique. On crut même apercevoir, sans pouvoir l'affirmer, de la matière tuberculeuse dans les crachats.

Toute concluante que paraît cette observation, elle ne donne cependant qu'un cas de guérison probable, sans indiquer par quel procédé l'altération locale a pu disparaître, le seul moyen qui eût mis sur la voie, la preuve anatomique, nous a heureusement manqué. L'exemple suivant fourni par M. Andral, quoique manquant de détails circonstanciés, semble réunir toutes les conditions désirables (1). « Un malade, après avoir « présenté quelques années avant sa mort tous les si- « gnes rationnels de la phthisie pulmonaire, de celle « que produisent ordinairement les tubercules, guérit « cependant. A l'ouverture de son corps, on ne trouva « pas de tubercules dans le poumon; mais à leur « place existaient, vers le sommet de ces organes, des « concrétions calcaires. »

M. Fournet cite aussi des observations de guérison par la transformation du tubercule en matière crétacée. Celle qu'il offreavec le plus de détails et comme la plus probante a trait à Jacques Theol, N° 1, salle Ste-Martine, Hôtel-Dieu (2). Ici la présence du tubercule crétacé et de la membrane formant le kyste est constatée, mais l'examen antérieur du malade n'avait pas été fait, le tubercule cru n'avait décelé sa présence par aucun signe ni local, ni général, de sorte que cette observation, comme d'ailleurs presque toutes les autres, ne prouve pas tout ce qu'on semble en attendre. Il n'en est pont ainsi dans l'exemple cité par M. Andral. Evidemment, dans ce cas, il faut que le tubercule cru

(1) *Trait. d'auscultat. médi.*, t. 2, p. 320. Note d'Andral.

(2) *Recherch. cliniq. sur l'auscul.* p. 952.

ait disparu sans laisser aucune trace et qu'il y ait eu simple coïncidence de développement avec les concrétions crétacées, ou que ces mêmes concrétions aient succédé au tubercule. Quelque peu nombreuses que soient les observations concluantes à ce sujet, comme un seul fait bien démontré suffit pour en établir la possibilité, nous devons admettre comme prouvée la guérison de l'élément local, pendant la première période de la phthisie, par sa transformation en matière crétacée, sans oublier de tenir grand compte du kyste dont la présence nous paraît être indispensable, soit pour favoriser ces changements, soit pour garantir le poumon de l'action des corps étrangers.

§ II. *Deuxième procédé curateur propre à la première période.* — Il consiste dans la disparition complète du tubercule, on conçoit, si l'on admet le passage du tubercule à l'état crétacé et sa diminution successive, que cette diminution puisse aller jusqu'à la résorption complète. Nous manquons de faits probants pour une démonstration que l'on ne peut se refuser à admettre, puisque ce mode de guérison n'est que l'exagération ou plutôt la continuation, mais poussée jusqu'à ses dernières limites, du procédé curateur dont il vient d'être question. Les seules traces anatomiques qu'il laisse, c'est la présence d'une masse fibreuse que l'on peut couper en tous les sens sans trouver aucune apparence de tubercule, tandis qu'à côté on rencontre d'autres masses dans lesquelles on aperçoit çà et là de petits noyaux crétacés.

Mais la résorption de la matière tuberculeuse ne peut-elle se faire directement, sans conversion préalable en substance plâtreuse ou crayeuse et sans l'intervention d'un kyste fibreux, c'est-à-dire le tubercule, conservant ses conditions d'existence, ses tendances au développement, peut-il être sans préparation préalable, saisi par le travail d'absorption et disparaître? Comme dans la plupart des cas, il y a absence de preuves directes, il faut avoir recours à un autre genre de démonstration, à l'analogie. Que se passe-t-il dans des tumeurs situées dans d'autres organes et dont nous pouvons suivre les évolutions? Les masses cancéreuses, par exemple, ont une grande puissance d'envahissement, cependant on les a vu disparaître quelquefois; on peut en dire autant des tumeurs ganglionnaires du cou chez les scrofuleux; on est donc en droit de conclure, par analogie, qu'il en est de même du tubercule. Cependant dans les cas extrêmement rares où le cancer a disparu, il y a eu le plus souvent une compression naturelle ou artificielle, remplissant assez bien le rôle qu'aurait joué un kyste. D'un autre côté, les ganglions engorgés disparaissent souvent, mais bien plus rarement quand leur nature tuberculeuse est démontrée, et dans ce cas on ne peut pas alléguer l'absence du kyste, puisqu'il existe assez souvent, d'où l'on peut conclure que la résorption de ces tumeurs ne se fait que dans les cas où les conditions représentant la présence d'un kyste sont réunies, et comme il est très-rare de les rencontrer, la résorption est aussi très-rare. Par conséquent l'analogie repousse l'idée de la guérison des masses tuberculeuses sans kyste préalable.

Le tubercule cru , entouré d'un kyste , peut-il être résorbé directement sans passer à l'état crétacé ? Rien ne prouve qu'il puisse en être ainsi. Au contraire, l'analogie nous conduit à penser que la nature, se servant dans certains cas du procédé dont nous avons admis l'existence, doit, dans le cas présent, suivre la même voie ; car, quelles que soient les ressources qu'on lui suppose, elle préfère toujours la simplicité et l'unité.

§ III. *Troisième procédé curateur propre à la première période.* — Le tubercule encore à l'état cru peut être rejeté au dehors par les tuyaux bronchiques. Dans ces cas, qui ne sont pas très-rares, il faut supposer que la matière tuberculeuse a été déposée primitivement dans les bronches , ou bien, qu'il s'est encore formé un kyste communiquant avec une bronche et isolant le tubercule , ce qui lui a permis d'être expulsé dans un effort d'expectoration.

§ IV. *La phthisie est-elle curable à sa dernière période , troisième de Laënnec ?* — Loin de vouloir mettre en opposition la guérison des lésions anatomiques de la première période avec celle de la dernière , il semble que la démonstration de la curabilité de l'une amène à l'établissement de l'autre. Le tubercule est complétement ramolli , plusieurs masses sont réunies et en voie d'excrétion ; il y a caverne. Les parois de cette dernière sont organisées comme nous l'avons vu à l'article anatomie pathologique. Il s'est formé une membrane pyogénique le plus souvent incomplète ;

dans le cas où elle est complète et où toute la matière tuberculeuse a été évacuée, cette membrane constitue une sorte de fistule dont elle devient le foyer et dont les bronches, communiquant avec l'extérieur, constituent le trajet fistuleux. C'est là le mode de guérison admis sous le nom de *cicatrice fistuleuse* par Laënnec, ou *cicatrisation avec persistance de la cavité* par M. Rogée (1). Les exemples de pareilles altérations ne manquent pas. Les observations 19, 20, 21, 23, de Laënnec (2), celles de MM. Andral (3) et Rogée (4) en font foi. Ces faits sont trop communs pour qu'on puisse les contester ; mais on se demande si ce sont bien là des guérisons. La membrane pyogénique empêche le développement de nouveaux tubercules, les anciens ont été évacués; mais les désordres consécutifs à cette expulsion continuent, il se forme du pus et le tissu pulmonaire refoulé ne reprend ni sa place ni ses fonctions. Cependant, ce premier pas vers la guérison une fois fait, ne peut-il pas arriver comme pour le tubercule crétacé que la membrane fibro-cartilagineuse, en vertu de ses propriétés rétractiles, revienne sur elle-même, diminue de plus en plus, et qu'enfin sa cavité s'oblitère, soit par un épanchement de fibrine ou de matière fibro-phlastique (5), soit parce que ses parois arrivent au contact? C'est encore un mode de guérison

---

(1) *Arch. génér.*, 3e et nouvelle série, t. V., p. 289.

(2) *Traité d'auscul. méd.*, t. II, p. 102 et suiv.

(3) Andral. *Cliniq. méd.*, t. II, p. 381, 2e éd.

(4) *Arch. gén.*, *loc. cit.*

(5) Lebert. *Traité de physiol. pathol.*, t. I, p. 400.

admis par Laënnec sous le nom de *cicatrices complètes du poumon*, et dont M. Fournet a contesté non la vérité, mais la fréquence (1). Il faut bien avouer que la démonstration anatomique appuyée sur la symptomatologie manque complétement. On trouve, en effet, de nombreux exemples de cicatrices qu'on attribue à l'existence d'anciennes cavernes dont on n'a pas constaté la présence; mais aussi, bien souvent, on ne peut leur découvrir une autre origine. Et d'ailleurs, ce qui se passe pour les tubercules crétacés est une raison de plus pour faire admettre cette cicatrisation, car elle s'opère toujours par la rétraction d'une membrane dont les parois arrivent au contact. Ce qui est constaté et admis pour un cas peut-il être raisonnablement rejeté pour un autre? C'est donc toujours le même mécanisme qui préside à la guérison de l'état local : formation d'une membrane, isolement complet du tubercule; puis ces deux points de départ établis, le tubercule est rejeté, ramolli, absorbé, entraîné au dehors, peu importe, il disparaît, et les parois de cette membrane tendent à se rapprocher.

§ V. La guérison de l'état local est-elle la guérison de la phthisie? Autre question dont la solution ne semble pas entraîner autant de difficultés que les précédentes.

Si tous les tubercules présents dans une partie du poumon, se résorbaient, ou si toutes les cavernes se cicatrisaient, il y aurait, incontestablement, sinon

(1) Fournet. *Recherc. cliniq. sur l'auscul.*, p. 890.

guérison, au moins suspension d'action dans l'état général. Mais, le plus souvent, la guérison locale ne s'opère que sur des points isolés, ce qui n'empêche pas l'altération tuberculeuse de marcher dans d'autres points ; c'est, surtout, ce qui a lieu dans la dernière période. D'autres fois la guérison porte sur une lésion si peu étendue, qu'elle n'avait produit ni avant, ni après son éruption, aucun symptôme local ni général, et que le malade n'en était point incommodé. Une télle lésion ne mérite pas le nom de phthisie pulmonaire. Il s'agit donc d'examiner si la maladie que nous avons définie « un état général de l'économie sous l'influence duquel le malade marchant à la consomption et à la mort, voit se développer dans le poumon une production organique particulière, désignée sous le nom de tubercule, » est susceptible de guérison.

Une partie du problème a déjà reçu une solution. Il a été, en effet, prouvé que le cortége de symptômes annonçant la prédisposition acquise, héréditaire ou innée, pouvait disparaitre, et disparaître pour toujours, si le malade se tenait dans de bonnes conditions hygiéniques. Mais, si à l'état général vient se joindre l'apparition de l'état local, la curabilité perdra de ses chances, en raison de la gravité de l'altération locale. C'est dire qu'elle sera extrêmement rare, tout en restant possible, à toutes les périodes. Nous avons cité, quelques pages plus haut, l'exemple d'un homme atteint de phthisie, au premier dégré, avec tendance au ramolissement. On a vu l'altération locale rétrograder, et les symptômes généraux cesser entièrement. On n'a pu constater le mécanisme de disparition de l'altération locale, mais c'est ici de peu d'importance ; il s'agit, seulement, de prouver la guérison. M. Andral a fourni, à son tour, une observation de phthisie au premier dégré parfaitement guérie. Nous avons, dans Laënnec, l'exemple d'une phthisie, arrivée au troisième degré, guérie d'une manière complète. Cependant, il faut noter qu'à l'époque où Laënnec l'a observée, il n'avait pas encore fait usage de l'auscultation (1). Ces exemples ne sont pas les seuls, quoiqu'ils ne soient pas très-fréquents. Pour ce qui concerne la curabilité relative suivant les périodes, la statistique ne peut rien fournir ; seulement, il nous semble que l'affection sans altération locale est plus facile à guerir, que lorsqu'elle est liée à une lésion anatomique, et que, dans cette dernière hypothèse, la guérison est d'autant plus probable que la lésion est moins avancée et occupe moins d'espace. Soutenir le contraire, c'est vouloir que l'ablation d'une tumeur cancéreuse, par exemple, présente d'autant plus de chances de succès, qu'elle est plus altérée et plus étendue, ou admettre en faveur du tubercule une exception que rien ne saurait justifier.

## CHAPITRE VII.

### TRAITEMENT.

La curabilité de la phthisie étant une fois établie, il nous reste à dire quelques mots de son traitement,

---

(1) Laënnec, *Trait. d'auscult. média.*, t. II., p. 151.

et c'est par là que nous terminerons cette seconde partie. Il ne faudrait pas conclure, de ce qui précède, qu'on puisse espérer toujours ou fréquemment la guérison. Si dans quelques cas fort rares les efforts de l'art ont été couronnés de succès, le plus souvent ils sont demeurés sans résultat. Aussi la science est-elle encombrée d'un pêle-mêle de médications rationelles, empiriques ou soi-disant spécifiques, auxquelles les Modernes ont apporté leur contingent sans ajouter ni une indication ni une règle de plus. Il nous a semblé que ces découvertes, si on peut leur donner ce nom, ne méritaient pas un article spécial, mais devaient trouver naturellement leur place à côté des moyens analogues employés par les Anciens, et être compris dans le même paragraphe. Les procédés curateurs naturels, même les mieux constatés, ne nous indiquent pas la marche à suivre dans une méthode imitatrice. Le but du traitement, dans l'état actuel de la science, se résume donc comme il suit :

1o Combattre la prédisposition et s'opposer au développement de l'élément anatomique ;

2o Combattre le développement de l'élément anatomique et les désordres qu'il suscite sans cesser de s'adresser à l'état général.

*Première règle.* Combattre la prédisposition et s'opposer au développement de l'état anatomique.

La prophylaxie de la phthisie varie un peu suivant que la prédisposition est héréditaire, innée ou acquise. Dans les deux premiers cas, il faudrait s'adresser, non plus seulement à l'individu lui-même, mais à ceux qui peuvent l'engendrer. Les mesures propres à empêcher cette transmission ne sont pas du ressort du médecin, ou du moins, elles sont hors de sa sphère d'action ; vouloir les introduire dans nos mœurs comme dans nos lois est une utopie que le désir du bien de l'humanité a pu pousser quelques esprits enthousiastes à mettre en avant, mais dont l'application est de toute impossibilité. Mais ce qui rentre mieux dans le domaine du possible, c'est de prendre l'enfant à sa naissance et de diriger sa première éducation par des moyens hygiéniques dont les règles appartiennent aux principes généraux de toute bonne éducation.

S'il n'y a rien à craindre du côté de l'hérédité ces précautions deviennent moins nécessaires, car si la prédisposition doit survenir, elle sera acquise. On ne peut guère s'opposer à son développement, que lorsqu'elle a décelé sa présence par quelques signes particuliers. Au reste, les causes qui l'engendrent ou contribuent à son progrès sont aussi celles qui l'entretiennent. Les supprimer, c'est agir contre toute prédisposition en général. Lorsque leur influence est unie à celle de l'hérédité, elles ont une action rapide et fatale, qu'il faut tâcher d'enrayer au plus tôt. Tout le traitement consiste, nous venons de le dire, dans la suppression de ces causes. Elles sont de deux ordres : celles dites anti-hygiéniques et celles qui agissent sur l'organe de la respiration. Ce n'est point ici le lieu de les reprendre une à une ; le moyen de combattre leur influence constitue autant d'indications spéciales qu'il suffit de signaler.

*Deuxième Règle.* Combattre le développement de l'élément anatomique et les désordres qu'il suscite, sans cesser de s'adresser à l'état général.

Si le traitement a échoué contre la prédisposition, si celle-ci s'est transformée en acte morbide, l'élément anatomique a fait invasion, la phthisie en est à sa première période. Alors se réveillent des accidents dont la gravité exige une médication énergique. Au premier rang se trouve l'hémoptysie, dont la place a été assignée dans le cadre étiologique. Pour combattre ce redoutable symptôme, on a recours à une foule de moyens, parmi lesquels le plus important et le plus efficace est la saignée.

La saignée est quelquefois locale, le plus souvent générale, dans certains cas préventives, ordinairement employée dans un but palliatif ou curatif.

On trouve un exemple de saignée préventive dans le cas cité par Van-Swieten et tiré de la pratique de Boërhaave, dans lequel ce dernier parvint à sauver de l'hémoptysie et d'une phthisie héréditaire, l'unique héritier d'une famille illustre (1). C'est dans un but palliatif et même curatif, que Celse conseille la saignée locale au moyen des ventouses scarrifiées placées à la nuque (2). Mais quand l'hémoptysie a une grande persistance d'action, il faut recourir

(1) Gerar. Van-Swiet, *comment.*, t. IV, p. 71.

(2) Celse. *Lib. IV*, chap. IV, p. 150. *Ency.*

la saignée générale, ordinairement celle du bras. Suivant Alexandre de Tralles (1), on ne doit l'employer que lorsque le crachement de sang est l'effet de la rupture des vaisseaux et non point lorsqu'il dépend de leur érosion, parce que dans ces derniers cas les malades sont secs et maigres, ce qui revient à dire que la saignée doit être rejetée quand le malade est trop faible pour la supporter ; mais chez les hommes robustes et d'un sang chaud, elle doit être poussée jusqu'à ce que l'hémoptysie ait cessé (2). Ce traitement énergique ne réussit pas toujours, il pourrait même devenir dangereux et hâter la mort du malade, si l'on ne savait s'arrêter à temps. Aussi a-t-on cherché à déterminer avec certitude la limite qu'on ne doit pas dépasser. Boërhaave (3) place cette limite dans l'entière disposition de la couënne inflammatoire. Ne croirait-on pas entendre quelque médecin de nos écoles modernes donnant ce précepte dont on revendique si mal à propos la découverte? Mais cette règle ne sera pas acceptée sans controverse, et Van-Swieten fait très-bien observer que si la couenne inflammatoire se rencontre quelquefois, elle n'existe pas constamment (4). Bien plus, il est arrivé que du sang, recueilli dans trois vases, a présenté de la couenne dans le premier seulement, dans le second ou dans le troisième, quoique l'écoulement ait continué à se faire

(1) A. de Tralles. *Lib. VII, p.* 289.

(2) Celse. Liv. IV, p. 150.

(3) Boërhaave. *Aphor.* 1200. *in comment*, Van-Sviet.

(4) Ger. Van-Swiet. *Comment.*, t. IV, p. 30.

à plein jet : *licet pleno rivo sanguis ex vena aperta fluxerit*, et Van-Swieten ajoute avoir vu un homme dont le sang, s'écoulant par ondée dans une hémoptysie, ne présentait point de couenne, tandis que celui qui résultait de la saignée offrait une couenne épaisse et résistante. Ce signe n'a donc pas la valeur qu'on veut bien lui accorder. Aussi Sydenham ne cherche point à établir une règle absolue. Il se contente de reconnaître l'utilité de la saignée, laissant à la prudence du médecin, la discrète administration de ce puissant moyen. Seulement lorsque par la révulsion la fluxion a été diminuée ou détruite, il administre vers le soir, à l'heure du sommeil, de l'opium sous forme de sirop de diacode (1).

Si, comme nous l'avons déjà dit, la saignée est quelquefois impuissante à arrêter l'hémorragie, d'autres fois elle ne peut même pas être employée ; on a recours alors à l'usage des réfrigérants, des astringents, des styptiques, des incrassants, etc. Alexandre de Tralles, qui avait grande confiance dans la matière médicale, conseille l'usage de la pierre hématite, du bol d'Arménie et de la terre sigillée (2). Il donnait ces médicaments en les faisant infuser dans du vin. Nous savons que la pierre hématite n'est que du tritoxyde de fer ; le bol d'Arménie, un argile contenant un oxyde de fer, et la terre sigillée, une composition anologue, Ces trois substances étaient employées dans le même but; toutes trois, astringentes et toniques, devaient sur-

(1) Sydenh. *Méd. prat.*, p. 381, t. I., éd. 1838.

(2) Alex de Tralles, lib. VII, cap. I, p. 300.

tout réussir, lorsque la fluxion étant diminuée et le malade affaibli par des pertes de sang artificielles ou naturelles, continuait à avoir des hémoptysies à cause de son état de faiblesse, ou quand l'hémoptysie étant arrêtée, il survenait un état d'atonie générale; c'est dans les mêmes circonstances, ainsi qu'on peut le conclure des exemples cités dans ses ouvrages, que Morton conseille l'écorce du Pérou, c'est pour lui un véritable antidote qui calme l'effervescence de la fièvre survenue après l'hémoptysie et prévient la récidive (1).

Le froid a été aussi employé tantôt en applications extérieures, tantôt à l'intérieur, en boissons. A l'extérieur, on l'applique en général loin du lieu du malade(2); ainsi des linges mouillés sur le scrotum arrêtent quelquefois l'hémorragie. Les préparations froides données à l'intérieur ne sont pas sans danger, car les choses froides, comme la neige et la glace, sont dangereuses pour la poitrine, elles excitent la toux et les hémorragies. (3).

Qu'il soit appliqué à l'intérieur ou à l'extérieur, le froid produit le même résultat par des moyens différents. A l'intérieur, il est astringent; à l'extérieur, il détermine une certaine horripilation et un ébranlement suivi d'une légère chaleur à la surface du corps; si le malade favorise la transpiration, il survient une sueur abondante qui produit une sorte de dégorgement

---

(1) Morton. *De phthisi ab Hemoptoë*. T. I, lib. III, cap. V, p. 96.
(2) Hippocr. sect. V, *Aphoris*. 23, p. 392, t. I. édit. de l'*Encyc*.
(3) Hippocr. sec. V, *Aphoris*. 24, p. 393.

des viscères intérieurs (1). C'est pour obtenir un effet analogue, c'est-à-dire une circulation active à la peau, que Celse conseille des frictions sèches sur le corps en respectant la poitrine, tant il craint de l'ébranler et de provoquer des crachements de sang par des mouvements intempestifs (2). A l'action refrigérante, on peut joindre, dans les boissons, une action médicamenteuse. Mais quelques médecins préfèrent l'eau seule en nature. Hoffmann (3), en particulier, cité par Van-Swieten, élève son emploi au rang de méthode générale, l'hydropathie a, suivant ce médecin, guéri des hémoptysies fort graves.

Les balsamiques ont été aussi préconisés. Mead, malgré la crainte de provoquer la toux, fait respirer des vapeurs de baume de Tolu (4); Hippocrate avait déjà prescrit les fumigations sans indiquer leur nature (5). Les principaux balsamiques sont la térébenthine pure, le baume de copahu, du Pérou, de la Mecque, de Tolu (6). On peut ajouter à cette liste de médicaments les préparations sulfureuses (7) administrées surtout sous forme de vapeurs (8); les gommes de toute façon, arabique et adragante, les racines, les feuilles et les fleurs de la grande consoude (9).

(1) Gera. Van Swiet. *Comment.*, t. IV, p. 36.
(2) Celse, Liv. IV, chap. IV, p. 151. *Encycl.*
(3) Hoffmann. Sect. I. *De hemorragiis, cap. II, t. IV, p.* 2 *et* 38.
(4) Mead. *Monit. et præcep. med., cap. I,* sect. X.
(5) Hippo. liv. II. *De morbis*, sect. VII, p. 36. Foës.
(6) Ger. Van-Swieten. T. IV, p. 38.
(7) Sennert. *Oper.* liv. II, p. IV, chap. XII, p. 308.
(8) Willis. *Opera*, t. II, part. II, p. 54.
(9) Gera. Van-Swiet. *Comment.*, t. IV, p. 36.

Un moyen qui ne peut être classé parmi les précédents, mais qui est très-généralement répandu, c'est la ligature des membres. Celse raconte qu'Erasistrate faisait faire en différents endroits des ligatures aux jambes, aux cuisses et aux bras. Asclépiade a prétendu que ce moyen fait plus de mal que de bien (1). Mais, tout en reconnaissant que la ligature est souvent inefficace, on ne peut nier qu'elle ne soit utile dans les grandes hémorragies et qu'elle ne réussisse quelquefois.

Il est un autre symptôme de phthisie, moins inquiétant par sa nature même, mais extrêmement tenace, c'est la toux. Quoique par son action répétée, elle cause un ébranlement fâcheux, on a cru pendant long temps qu'il serait dangereux de la supprimer quand elle est le seul moyen d'expectorer les matières sécrétées. Pour faciliter cette expectoration, dit Boërhaave (2), on emploie, à l'intérieur, les médicaments liquides, diurétiques, excitant la toux. Mais ce précepte n'est guère bon à mettre en pratique que dans la dernière période. Dans toute autre circonstance, la toux est fatigante, ébranle le poumon et l'irrite, inconvénients qui ne sont pas compensés par la facilité de l'expectoration. On peut, au contraire, concevoir son utilité lorsque les sécrétions sont tellement abondantes que les bronches s'en trouvent gorgées et que le malade est menacé d'asphyxie; c'est pour cette raison qu'on n'administre l'opium, dans cette période, qu'a-

(1) Celse. Liv. IV, chap. IV, p. 150.

(2) Boërhaave. *Aphoris.* 1200. *in* Ger. Van-Sw. *comment.*

vec une extrême réserve. Lorsqu'on n'a pas à craindre la suppression des crachats, la toux doit être combattue, mais comme on ne peut s'adresser avec espoir de succès à la cause qui l'entretient, on a recours aux palliatifs qui diminuent son intensité. L'opium forme la base de cette médication : on le donne, soit pur, soit dans les substances qui en contiennent, telles que la thériaque, le mithridate (1), le pavot, le sirop de diacode et le laudanum (2). On peut ajouter à ces médicaments des mucilages, des gommes, des sirops de jujubes ou autres. Si la toux persiste, on ajoute les balsamiques dont nous avons déjà parlé et qu'on prend en pilules, en adoptant la formule de Morton (3). Jusque-là il n'y a rien de spécifique contre la toux ; on se borne à en combattre la violence. M. Magendie a cru avoir trouvé un véritable spécifique dans l'acide prussique. Son action lui a semblé constamment diminuer la toux, modérer ou affaiblir l'expectoration, procurer enfin le sommeil sans exciter la sueur (4). Bien des médecins ont eu occasion d'employer ce médicament, et leurs succès sont loin d'être aussi brillants. Au reste, M. Magendie n'est pas le premier qui ait employé l'acide prussique dans ce but. Au rapport de Manzoni, fait en 1816, Brera, professeur à Padoue,

---

(1) Aetius. *Lib. VIII, c. CLXVII*, *p.* 91.

(2) Sennert. *Opera*, liv. II, part. II, chap. V, p. 346.

(3) Morton. *Opera med.*, *t. I*, *lib. II*, *cap. VIII*, *p.* 64.

(4) Magendie. *Recherches physiolog. et chimiq. sur l'emploi de l'acide prussique ou hyprocyanique dans le traitement des maladies de poitrine et particulièrement dans la phthisie pulmonaire.* Paris 1820. in-8°.

l'aurait donné dès l'année 1809 à 1815. De plus, on sait qu'Hippocrate faisait prendre à ses malades une potion composée principalement d'amandes amères, de soufre et de sandaraque (1).

Lorsque la fièvre (troisième complication) a pris le caractère hectique et surtout lorsqu'elle marche avec la suppuration, elle revêt le caractère de fièvre intermittente (intermittente putride). La seule indication spéciale qu'elle présente est dans sa périodicité. Subordonnée, à cette époque, à la lésion organique, elle semblerait devoir échapper à l'action des moyens ordinaires. Cependant les praticiens les plus distingués l'ont combattue par l'écorce du Pérou. Morton s'en est si bien trouvé qu'il voulait l'administrer à tous ses malades (2). Torti a vu, entre ses mains, le quinquina interrompre seulement pour un temps la marche de la maladie, dont les symptômes reparaissaient bientôt persistant jusqu'à la mort (3). Dans tous les cas le quinquina peut être utile à certaines périodes, comme tonique et anti-septique ; c'est à ce dernier titre que Pringle l'employait (4). L'observation moderne n'a rien appris de nouveau sur ce point, la pratique en est réduite aux mêmes préceptes.

Quelques autres symptômes, tels que la diarrhée, les

---

(1) Hippocrate. *De morbis mulierum*, liv. II, sect. V, p. 239. Edit de Foës.

(2) Mort. *Opéra médi.*, t. I, liv. II, chap. X, p. 75.

(3) Torti. Liv. V, chap. I, p. 449.

(4) Pringle. *Observat. sur les maladies des armées*, t. II, p. 182.

vomissements, ne présentent aucune indication spéciale. Ils rentrent dans le traitement général de la phthisie dont nous allons nous occuper.

Il est impossible de classer les médicaments préconisés, ni d'après leur nature, ni d'après les indications qu'ils sont destinés à remplir. Les plus rationnels sont toujours un peu empiriques : nous nous contenterons donc d'une simple énumération. La diète lactée, les eaux minérales ferrugineuses et les remèdes adoucissants et mucilagineux forment à peu près la matière médicale de la phthisie.

On ne met point ordinairement le malade à une diète lactée complète (1), à moins que ce ne soit pour quelques jours. Seulement il faut éviter que la digestion du lait soit troublée par l'ingestion dans l'estomac d'aliments d'une autre nature (2). Les espèces différentes de lait dont on peut user sont, en première ligne, le lait de femme, dont la composition se trouve plus en rapport avec le genre de nourriture qui convient à l'espèce humaine. Ensuite le lait d'ânesse, celui de chèvre ou de brebis. Le lait de vache ne vient qu'en dernière ligne, à cause de sa trop grande force nutritive; quand le lait n'est pas supporté, il faut y ajouter du sucre ou du miel (3). Hippocrate donnait quelquefois le lait d'ânesse cuit, ou il le coupait avec de l'eau tiède en y mêlant de l'origan ou de l'hydromel (4). Dans quelques

---

(1) Celse. Liv. III, chap. XXII, p. 126, éd. de l'*Encyclopédie*.

(2) Hippocrate. Liv. II, sect. V, p. 37. Foës.

(3) Sennerti. *Opera*, liv. II, par. II, chap. XII, p. 309.

(4) Hipp. *De morbis*, liv. II, p. 35. ou *De internis affect*. Foës.

cas le lait est contre-indiqué, par exemple, quand les phthisiques ont une très-forte fièvre (1).

Les eaux ferrugineuses et sulfureuses ont toujours été d'un grand usage. Benedictus eut l'idée d'y joindre les fumigations (2) faites avec des trochisques d'orpiment. Cette composition était nommée par les anciens *arsenic;* mais il est prouvé qu'ils ne connaissaient pas ce métal, et que cet orpiment n'était autre qu'un composé de soufre. Au reste, il est d'observation, en Angleterre et en Belgique, que les ouvriers qui travaillent dans les lieux où s'exhalent des vapeurs sulfureuses, sont à l'abri de la phthisie (3); et déjà du temps de Galien (4), on envoyait les phthisiques dans un lieu situé entre Naples et Sorente, au voisinage du Vésuve. On trouvait là toutes les commodités de la vie, un ciel pur, une température sèche et élevée, un air chargé de vapeurs sulfureuses et même de particules résineuses tenant à la présence des bois de pin. Mais si l'on ne peut se déplacer, on respirera des vapeurs artificielles dans une chambre fermée de toute part (5), ou bien l'on fera fumer des trochisques comme l'on fume du tabac (6). La nature de ces vapeurs peut être variable et Mead emploie, suivant l'occasion, l'encens, le succin, le styrax, le benjoin (7); plus tard, on a substitué à ces médicaments des vapeurs de chlore ou d'iode, et enfin,

(1) Hipp. Sect. V, aphor. 64.

(2) Benedict. *Tab. theat*, p. 150.

(3) Willis. *Op.*, t. II, part. II, p. 54.

(4) *Méthod. méd.*, l. V, chap. XII, Char. t. X, p. 122, 123.

(5) Benedic. *Tabid theat.*, p. 125.

(6) Willis. *Loc. cit.*, p. 54.

(7) Mead. *Monit. præcep. medi.*, chap. I, sect. X.

M. Ramadge, à l'exemple de Steinbrenner, a mis en usage des inspirations d'air simple que l'on inspire forcément (1). Les bains de toute sorte ont été employés. Dans la première période, on peut user des bains de mer ; plus tard, on a recours aux eaux sulfureuses. Outre leur action médicamenteuse, elles permettent d'appliquer ce précepte de Morton : « Il faut calmer l'esprit inquiet du malade en lui inspirant joie et confiance (2). » Soustrait à ses habitudes et à ses préoccupations, transporté, plein d'espoir de guérison, dans un lieu où chacun cherche la distraction, le malade oublie jusqu'à ses maux ; et si on ne peut le guérir, on a du moins la satisfaction d'avoir relevé pour quelque temps son état moral. L'effet même de ce déplacement et l'attrait de la curiosité, poussent le malade à se livrer à des exercices modérés à l'équitation ou à la promenade en voiture, tant recommandés par Sydenham (3) et qu'Hippocrate, plus sévère, ne permet que par un ciel sans soleil et sans vent (4). On trouve encore dans ce déplacement l'avantage de changer d'habitation et de climat, circonstances si importantes que Willis les préfère, dans certains cas, à tout autre traitement, alors même qu'on ne ferait que sortir de la ville pour aller à la campagne, mais surtout lorsqu'on va habiter des climats tempérés (5).

---

(1) *Comp. de médec. pratiq.*. t. VI, p. 365.

(2) Mort. *Opera*, t. I, chap. VI, p. 56.

(3) *Médecine pratique de* Sydenham, t. II. *Epistolæ*.

(4) Hippocrate. *De internis affec.*, p. 97. Foës.

(5) Willis, t. II., *Elenchus rerum secundæ partis pharmaceut. ration.*, p. 93.

Pour boisson, on conseille la petite bière sans houblon, le cidre, ou encore, suivant les circonstances, les liquides mucilagineux.

Partant de cette idée que la phthisie est l'analogue des scrofules, on a voulu l'associer aux mêmes traitements, et on a successivement préconisé les diverses préparations d'iode, hydriodate de potasse, de protoïodure de fer, d'iodure de potassium, d'huile de foie de morue. Nous ne raconterons point les peripéties de tous ces médicaments, leurs premiers succès régulièrement suivis de leur décadence et de leur presqu'inefficacité. C'est pour la même raison qu'on a employé, dans ces derniers temps, les mercuriaux déjà préconisés par Paracelse, suivant la narration de Van-Helmont, *car ce qui guérit les ulcères extérieurs, doit aussi guérir les intérieurs* (1).

Nous avons vu dans le traitement de l'hémoptysie, que l'emploi de la saignée datait de fort loin; nous n'y reviendrons pas ; disons seulement qu'elle convient encore dans le traitement de la phthisie sans hémoptysie, et qu'on doit l'employer en se guidant sur ces paroles de Laënnec (1) : « La saignée ne peut ni pré-
« venir le développement des tubercules, ni les guérir
« quand ils sont formés. Elle ne doit être employée
« que pour détruire une complication inflammatoire
« ou une congestion sanguine aiguë ; hors de là, elle
« nuit, en diminuant en pure perte, les forces des
« malades. »

(1) Van-Helmont, *Catarrh. delirament.*, p. 254, N° 43.

(2) Laënnec, *Auscul. médi.*, T. II., p. 266.

Morton préconise les vomitifs ; et, leur emploi est souvent utile (1), car la complication bilieuse existe souvent. Les cautères et les exutoires semblent être des moyens rationnels pour prévenir le développement des tubercules et empêcher des éruptions secondaires. Hippocrate (2) formait quatre escarres au-dessous de l'aisselle, sur la poitrine ou dans le dos, avec un fer rouge. Celse (3) conseille d'en faire six à la fois. Pringle (4) emploie un séton sur le côté affecté. Maintenant, au lieu du cautère actuel, on fait usage des cautères à la poudre de Vienne, placés en grand nombre au-devant de la poitrine, dans l'intervalle des côtes, et seulement dans la première période de la maladie. Plus tard, cette suppuration abondante ne ferait qu'augmenter la fièvre hectique et épuiser le malade, sans bénéfice aucun.

On a tenté contre le développement des cavernes ou pour amener leur cicatrisation, la thoracentèse, pratiquée pour la première fois, en 1830, par le docteur Krimer (5). En supposant que le diagnostic fût porté avec assez de sûreté pour qu'on pût aller ouvrir une caverne, on ne voit pas trop quel avantage pourrait résulter de son évacuation qui permettrait à l'air de prendre la place du pus.

---

(1) Richard. Mort., *Opera*, t. I., p. 52.

(2) Hippoc., *De morbis, lib. II*, et *de morbis internis*, cité par Laënnec, *Auscult médi.*, T. II., p. 267.

(3) Celse, Liv. III, Chap. 22.

(4) Pringle, *Observat. sur les malad. des armées*, t. I., part. II, Chap. III., p. 246.

(5) *Journal complément. des sciences méd.*, t. XXXXI, p. 270.

On a eu encore recours à des moyens empiriques tels que la compression du thorax, l'emploi de l'huile de Dippel, de Naphte, de la Créosote. Enfin, un usage fort répandu est celui des escargots qui date de temps fort anciens. Aëtius, Oribaze, Paul d'Œgine s'en servaient déjà, mais non point contre la phthisie pulmonaire; ce n'est que plus tard et surtout dans le XVIe siècle que leur emploi, dans ce but, est presque devenu général. Nous n'en finirions pas si nous voulions épuiser la liste des médicaments destinés à combattre la phthisie; pour peu qu'on y tienne, on en trouvera les détails dans les Commentaires de Boërhaave, par Van-Swieten.

C'est bien malheureusement ici que, sous une richesse apparente, se cache une pauvreté réelle : à quoi servirait donc d'étaler complaisamment notre impuissance et les désespoirs de la science? La phthisie est bien curable. Mais on ne peut dire qu'elle le soit par les moyens empiriques raisonnés ou spécifiques. La nature seule nous donne des exemples de guérison et nous n'avons pas encore su l'imiter ; ses ressources nous sont inconnues. A peine dans quelques cas peut-on se flatter de l'avoir aidée par un traitement hygiénique ou en supprimant les causes d'épuisement et de désordres. Le traitement préventif a seul quelqu'efficacité, le traitement dit *curatif* n'a le plus souvent qu'un effet palliatif. Ne perdons pas cependant courage, le rôle du médecin est encore assez beau : il lui reste à soulager et à consoler.

# TROISIÈME PARTIE.

## CONCLUSIONS.

Jetons maintenant un regard en arrière pour formuler, en quelques lignes, les conclusions de notre travail.

1° La phthisie pulmonaire tuberculeuse a été connue des Anciens ;

2° Ses causes ont été étudiées d'une manière assez complète ;

3° Son anatomie pathologique est arrivée à la fin du XVII^e siècle à une précision et une abondance de détails qui étonnent ;

4° Ses symptômes présentent un tableau des plus exacts de toutes les périodes ;

5° Son diagnostic, porté avec vigueur, toutes les fois qu'il a été possible, dans la période d'incubation, a faibli un peu pour déterminer le moment d'invasion du travail localisateur, et a laissé quelques confusions pour la dernière période ;

6° Son pronostic et sa curabilité, ~~portés~~ établis avec justesse, se sont trouvés, par une heureuse concordance que peut seule expliquer l'expérience pratique, d'accord avec celui que les Modernes ont pu formuler d'une manière plus nette ;

7° Son traitement, quoique peu fécond en heureux résultats, n'a rien à envier aux découvertes modernes.

1° Les Modernes ont d'ordinaire un peu négligé

l'étude des causes générales : ils se sont beaucoup occupés de l'influence locale et du mode d'action des causes ;

2o Le talent descriptif et observateur des Anciens ne leur a point permis de les surpasser dans l'étude des symptômes ;

3o Leur anatomie pathologique, dépassant de beaucoup les heureuses découvertes du XVIIe siècle, est arrivée, aidée de la chimie et de la micrographie, assez loin pour permettre la solution de quelques problèmes de physiologie pathologique ;

4o Leur diagnostic, un peu oublieux des travaux faits par leurs devanciers, a négligé la période d'incubation de la phthisie pulmonaire, pour ne s'occuper que de déterminer le moment précis d'invasion de l'affection locale. Ici l'auscultation, dont les principaux phénomènes étaient évidemment connus d'Hippocrate élevée, après un oubli de plusieurs siècles, au rang de méthode générale, a été un moyen de plus très-puissant ajouté aux autres éléments de diagnostic. La dernière période lui a dû, avec l'aide de l'anatomie pathologique, un diagnostic sûr et précis ;

5o Le pronostic et la curabilité ont été établis sur des bases moins contestables et les moyens curateurs employés par la nature mis en lumière.

Voilà pour les conclusions de détails.

Si maintenant nous voulons faire un aperçu d'ensemble, nous voyons : la science de phthisie pulmonaire, maintenue à une grande hauteur par des hommes d'élite, presque tous de l'école hippocratique, embarrassée d'une foule d'erreurs et de détails inutiles chez les hommes d'une science moins élevée et ne présentant un tableau complet que chez quelques médecins du premier ordre dans le XVII$^{e}$ siècle, Morton par exemple.

Chez les Modernes, au contraire, la science est vulgarisée, elle est répandue dans tous les degrés de la hiérarchie médicale ; les moyens d'étude sont devenus si faciles, que le praticien le plus obscur peut arriver à porter un diagnostic aussi précis que l'homme d'élite des temps passés.

FIN.

# TABLE DES MATIÈRES

## DEUXIÈME PARTIE. — MODERNES.



## TROISIÈME PARTIE.

www.ingramcontent.com/pod-product-compliance
Lightning Source LLC
Chambersburg PA
CBHW071900200326
41519CB00016B/4468
* 9 7 8 2 0 1 1 3 2 6 0 4 1 *